NOTICE

SUR LES

EAUX MINÉRALES

NATURELLES FERRUGINEUSES

ET SUR

l'Établissement Thermal et d'Hydrothérapie

DE CHATEAU-GONTIER

Département de la Mayenne,

COMPRENANT LEUR DESCRIPTION,
LE RAPPORT DE L'ACADÉMIE DE MÉDECINE DE PARIS,
UN CERTAIN NOMBRE D'OBSERVATIONS MÉDICALES,
DES RECHERCHES HISTORIQUES ET STATISTIQUES
SUR L'ARRONDISSEMENT DE CHATEAU-GONTIER.

Par

Le Docteur **Henri BAYARD**,

Ancien Élève des hôpitaux de Paris; Professeur particulier de médecine légale; lauréat et membre correspondant de la Société de médecine légale du grand duché de Bade, des Sociétés de médecine de Marseille, de Stockolm, etc. Membre du comité de rédaction des *Annales d'hygiène et de médecine légale.* Médecin des épidémies, du dispensaire, de l'hospice Saint-Joseph; Secrétaire du conseil de salubrité de l'arrondissement de Château-Gontier.

CHATEAU-GONTIER.
IMPRIMERIE DE DELAPLACE, RUE DORÉE, 14.

1852

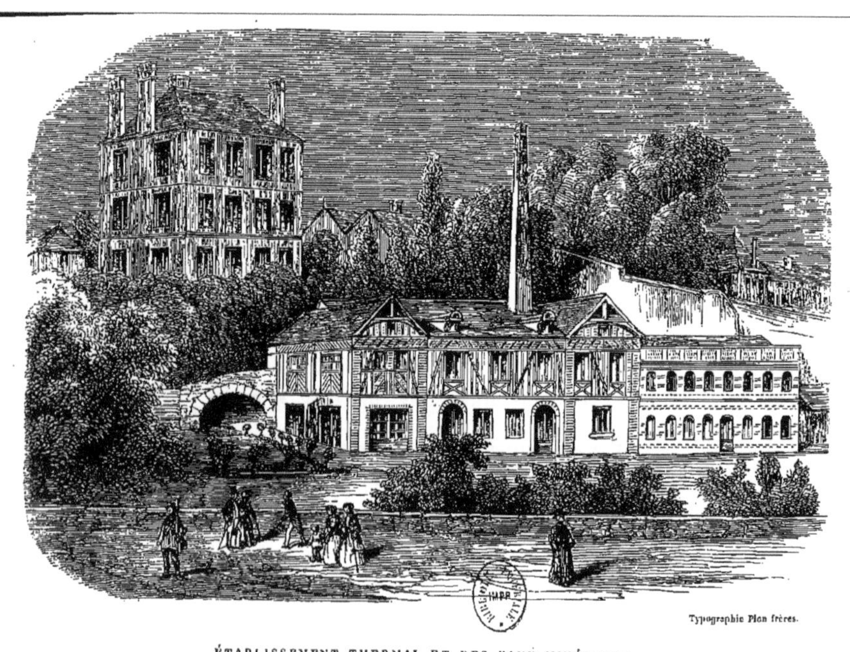

Typographie Plon frères.

ÉTABLISSEMENT THERMAL ET DES EAUX MINÉRALES.

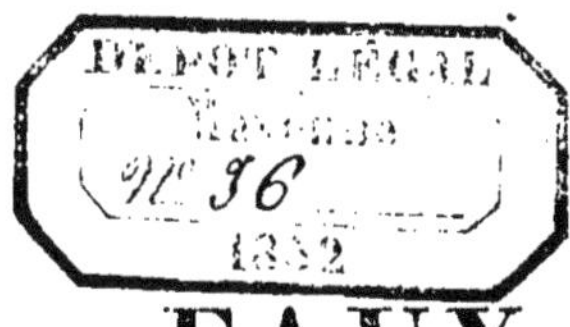

NOTICE

SUR LES

EAUX MINÉRALES

NATURELLES FERRUGINEUSES

ET SUR

l'Etablissement Thermal et d'Hydrothérapie

DE CHATEAU-GONTIER

Département de la Mayenne.

COMPRENANT LEUR DESCRIPTION,
LE RAPPORT DE L'ACADÉMIE DE MÉDECINE DE PARIS,
UN CERTAIN NOMBRE D'OBSERVATIONS MÉDICALES,
DES RECHERCHES HISTORIQUES ET STATISTIQUES
SUR L'ARRONDISSEMENT DE CHATEAU-GONTIER.

Par

Le Docteur **Henri BAYARD**,

Ancien Élève des hôpitaux de Paris; Professeur particulier de médecine légale; lauréat et membre correspondant de la Société de médecine légale du grand duché de Bade, des Sociétés de médecine de Marseille, de Stockolm, etc. Membre du comité de rédaction des *Annales d'hygiène et de médecine légale*. Médecin des épidémies, du dispensaire, de l'hospice Saint-Joseph; Secrétaire du conseil de salubrité de l'arrondissement de Château Gontier.

CHATEAU-GONTIER.

DELAPLACE, IMPRIMEUR-LIBRAIRE, RUE DORÉE.

1852

Château-Gontier. — Imprimerie de Delaplace.

AU LECTEUR.

Le but que je me propose, en publiant cette notice, est 1° d'informer mes confrères de l'existence, dans un point central des provinces de l'Ouest de la France, de sources d'eau minérale de même composition que celles de *Spa*, et qui méritent d'être connues et appréciées;

2° De faire connaître la création d'un Etablissement thermal et d'hydrothérapie, réunissant les nombreux moyens de traitement, disposés à grands frais dans quelques grandes villes;

3° De communiquer quelques-uns des résultats obtenus pendant une courte durée de vingt mois, à ceux de mes honorables confrères qui encouragent et soutiennent d'un concours bienveillant l'établissement que j'ai fondé;

4° Enfin, d'apprendre aux lecteurs de cette notice, qu'au milieu d'une des provinces les plus riches par son agriculture, il existe une vieille ville, *Château-Gontier*, placée au centre d'un vaste jardin, que des routes nombreuses et récemment percées, mettent en communication avec toutes les grandes villes des départemens voisins; que ce pays accidenté, pittoresque, semé d'arbres séculaires et de vieux châteaux, traversé par la Mayenne, dont les rives offrent à chaque pas des études aux artistes, sera parcouru avec plaisir par les amateurs des paysages frais et animés, ou de la nature sévère et sauvage.

Nous sommes arrivés à une époque où les eaux minérales naturelles reprennent faveur, chaque jour on rajeunit les vieilles sources, et on en découvre de nouvelles. L'engouement pour les préparations artificielles commence à se passer, et les hommes de bonne foi reconnaissent que l'habileté du manipulateur ne peut pas imiter ce dosage naturel des diverses matières qui composent les eaux naturelles.

Cette admirable proportion, dans la combinaison, agit d'une manière toute spéciale sur l'économie, et permet à beaucoup de personnes de supporter une eau minérale naturelle, tandis que les mélanges artificiels fatiguent l'estomac et sont difficilement assimilés.

On oublie promptement les difficultés de première fondation d'un établissement, lorsque l'appui bienveillant, la sympathie effective de confrères distingués, se manifestent aussitôt après sa mise en activité.

Je suis heureux de témoigner hautement ma gratitude aux Médecins de la localité, à ceux d'Angers, Laval, Rennes, Nantes, Craon, Saumur, Saint-Florent, Niort, La Guerche, Saint-Denis, Meslay, etc., qui reconnaissent que les malades peuvent trouver du soulagement sans déplacemens lointains, et les dirigent vers Château-Gontier.

Il est d'usage de citer, dans les notices descriptives d'eaux minérales, les cures nombreuses qu'elles ont opérées. J'ai cru devoir être sobre de ces observations, qui ont l'inconvénient grave de divulguer des secrets pénibles pour les personnes désignées. En indiquant quelques-uns des malades traités à l'établissement, j'ai choisi ceux dont la maladie était de notoriété dans la localité qu'ils habitent, afin que l'on pût vérifier l'exactitude des résultats obtenus par le traitement.

J'ai consulté les publications diverses qui ont été faites sur le département de la Mayenne, par MM. *de Serrières, Edouard Blavier, Bodin, E. Trouessart*, j'en ai extrait des renseignemens authentiques; le concours tout spontané de MM. *Delaplace, Lecotier*, m'a fourni des indications utiles, dont j'ai profité dans cette notice.

CHAPITRE Ier.

EAUX MINÉRALES.

Détails historiques. — Les sources d'eau minérale ferrugineuse, désignées sous le nom d'eau de *Pougues rouillée*, situées à Château-Gontier, sont connues depuis plusieurs siècles. Les titres que nous possédons font remonter au XVe siècle la construction d'une voûte en pierre et de forme ogivale qui recouvre l'une des sources.

Les moines de Saint-Aubin d'Angers étaient alors propriétaires des prairies et des rochers qui bordaient la rive droite de la Mayenne, en dehors de la ville et au-dessous du boulevard qui conduisait à Menil, en sortant par la porte d'Ollivet; ils firent construire une grande maison au lieu dit village de Versailles, et situé sur le rocher au pied duquel sortait l'eau de *Pougues rouillée*.

Cette source fut recouverte par une belle voûte en pierre; on creusa dans le roc un bassin dont les parois, garnies de larges dalles scellées par des crampons de fer, ont résisté à toutes les causes de destruction. Des tuyaux de plomb encore placés, amenaient l'eau limpide et non ferrugineuse d'une source voisine. Ces travaux démontrent que les moines de Saint-Aubin avaient établi une piscine près de leur logis de Versailles.

Une partie de ces vastes terrains devint la possession du prieuré du Grand-Saint-Jean de Château-Gontier, puis des

1

marquis, gouverneurs de cette ville. Ils furent cédés à diverses personnes qui y formèrent des jardins.

En 1695, un partage entre quatre héritiers distribuait à chacun d'eux la grande maison d'Ollivet, à Versailles, les bas jardins des fossés de la ville, et l'enclos de la fontaine de *Pougues*. Des conditions particulières stipulaient l'entretien de la source, et la conservation du ruisseau par lequel les eaux minérales s'écoulaient à la rivière.

Mais en 1770, nouveau partage : l'enclos de *Pougues* et sa fontaine échut au propriétaire du premier lot, qui eut grand soin, en louant à bail, de faire les conditions suivantes : « ..... En laquelle fontaine le propriétaire pourra puiser de » l'eau avec un seau seulement, et ne sera tenu d'aucun » entretien d'icelle, soit qu'elle vînt à s'écrouler ou que des » terres du jardin du haut vinssent à la combler, ou enfin » qu'elle aye besoin d'être curée ou nettoyée.....»

Depuis cette époque, des éboulemens de terre des jardins du haut se succédèrent, le bassin disparut sous les immondices que l''on y jeta ; la voûte fut ensevelie jusqu'au cintre. C'est alors sans doute que l'eau minérale, ne trouvant plus d'issue, se fraya, sur la gauche du rocher, un passage par lequel elle vint suinter.

Description des sources par M. Touchaleaume. — En 1824, les eaux de *Pougues* appartenaient à M. le *comte de Bréon*, maréchal de camp. Une analyse chimique fut faite par M. *Touchaleaume*, pharmacien à Château-Gontier ; ce travail, fait avec gand soin, fut communiqué à l'Académie royale de médecine; voici quel était alors l'état de la source.

« ....Les eaux de *Pougues* sont connues depuis plu- » sieurs siècles, et sont employées journellement avec succès » par beaucoup de personnes du département de la Mayenne » et des environs; et si jusqu'ici elles ont attiré peu de ma- » lades des départemens plus éloignés, il faut l'attribuer au

» manque total d'établissement, et au peu de notion qu'on » avait sur leur composition.

» MM. *Duclos* et *Dupaty* sont les seuls, à notre connais- » sance, qui aient analysé ces eaux (en 1667)..... Nous » osons avancer, d'après la comparaison que nous en avons » faite avec beaucoup d'eaux minérales, décrites dans l'inté- » ressant recueil de M. *Bouillon-Lagrange*, qu'elles sont loin » de leur être inférieures, et qu'elles méritent à plus d'un » titre la création d'un établissement. »

M. *Touchaleaume* décrivait ainsi (en 1824) la source de *Pougues*.

« ..... A la porte de Château-Gontier, et au sud-est, à » soixante mètres de la rive droite de la Mayenne, au bas » d'un rocher schisteux d'une couleur ocracée variée, nud » en plusieurs endroits, se trouve la fontaine de *Pougues*, » à trois mètres quatre centimètres au-dessus du niveau » moyen de la Mayenne. Cette fontaine, d'un aspect singu- » lier, frappe à la première vue : en effet, au lieu d'une grotte, » d'un bassin ou excavation quelconque, on est tout surpris » de voir, sur une portion de rocher perpendiculaire, de qua- » rante à cinquante pieds carrés, quatre demi-cylindres de » sureau, fesant l'office de robinets, desquels découle une » eau parfaitement limpide. De ces quatre robinets inégale- » ment distans les uns des autres, trois donnent de l'eau » minérale qui offre assez de différence dans la quantité du » fer surtout. Aussi, ne prend-on habituellement que du ro- » binet du milieu, qui, au-dessous des trois autres et à huit » pouces du sol, fournit en même tems l'eau la plus chargée » et en donne une plus grande quantité. Le quatrième ro- » binet, écarté des autres et placé à droite sur le bord du » rocher, fournit une eau qui n'a aucune des qualités médi- » cinales de celle fournie par les trois autres; elles ne con- » tient pas un atôme de fer, mais seulement du sulfate et du

» carbonate de chaux en plus grande proportion qu'une autre
» fontaine ordinaire. On reconnaît, à différens trous aban-
» donnés, que les eaux se déplacent quelquefois, et qu'on
» est obligé de reporter plus bas, plus haut ou de côté, les
» cylindres ou robinets de sureau. En prenant un petit esca-
» lier, situé à la gauche du rocher, on trouve une excavation
» de main d'homme, de forme arquée, de huit à dix pieds de
» diamètre, peu profonde, adossée au rocher, contenant de
» l'eau presque stagnante; on y a conservé du poisson autre-
» fois. Puis, en suivant le bord du rocher à gauche, on
» arrive à une autre excavation plus profonde, qui paraît
» naturelle, et renferme beaucoup d'eau; celle-ci n'a rien
» offert de remarquable. »

En 1847, nous nous étions occupé de l'analyse des eaux de Château-Gontier, et du dépôt qu'elle forme; nous y avions constaté la présence de l'arsénic, métal que l'on extrait d'un certain nombre des eaux minérales ferrugineuses. Ces recherches sont mentionnées dans le mémoire présenté à l'Académie des sciences par M. J.-B. Chevallier, chimiste et professeur à l'école de pharmacie de Paris.

Etat des sources. 1848. — Lorsque nous vînmes habiter Château-Gontier, en 1848, la source était à peu près dans le même état d'abandon décrit par M. Touchaleaume; les éboulemens de terre et les immondices accumulés depuis vingt ans, en rendaient l'accès d'autant plus difficile qu'on ne parvenait à la source qu'en traversant une mâsure en ruines. Devenu acquéreur des terrains de Pougues et du rocher de Versailles, nous nous sommes occupé à dégager la source et à séparer les eaux selon leur nature différente. Des travaux considérables de déblaiement furent exécutés; nous les avons dirigés en profitant des remarques consignées dans le mémoire d'analyse de M. Touchaleaume.

Déblaiement. — Dans notre pensée, l'excavation de main

d'homme, faite en forme de voûte, devait être la source primitive, comblée par les éboulemens successifs du rocher contre lequel la voûte est adossée. Notre attente ne fut pas déçue, car après avoir fait enlever environ six mètres cubes de terre vaseuse et de dépôts ocracés, nous reconnûmes un bassin creusé dans le roc, profond de soixante-dix centimètres, large de quatre-vingt-cinq, et occupant tout l'espace compris entre les murs. L'ancien canal d'écoulement était obstrué par l'accumulation de dépôt rougeâtre; nous trouvâmes les dallages du sol et des parois et les tuyaux de plomb. Après avoir vidé complètement le bassin, nous avons constaté qu'à l'extrémité gauche il recevait d'en haut, par une ouverture supérieure aux tuyaux de plomb, de l'eau limpide nullement ferrugineuse, qui se mêlait à l'eau minérale; celle-ci sort du fond du bassin, au pied du rocher, par des jets multiples et une force de projection de quatre-vingts centimètres, à travers une couche argileuse, tendre, de couleur grise tant qu'elle est humide, la dessication la fait passer au jaune rouge. La puissance de cette couche, très-profonde, n'est que d'un mètre au-dessus du fond du bassin; elle est surmontée par des masses de fer hématite, mêlé d'argile, de schiste, de douze mètres de hauteur. La voûte a deux mètres quinze centimètres de largeur entre les murs; son élévation sous la clef est de deux mètres soixante-dix. Le fond du rocher et les parois sont tapissés de mousse, de lichen, de capillaire.

Source Saint-Julien ou de la vieille voûte. — Pour séparer l'eau ordinaire des eaux minérales, on a élevé des briquages cimentés, qui divisent le bassin en deux parties; à gauche, l'eau est limpide et bleuâtre; à droite, l'eau minérale est jaune et surnagée par une couche irisée. Telle est actuellement la source Saint-Julien ou de la vieille voûte.

Les travaux de nivellement ont fait disparaître le petit escalier signalé par M. *Touchaleaume;* deux fragmens de tôle, débris de vieilles gouttières, avaient succédé aux robinets de sureau, et on se bornait, comme il y a vingt ans, à perforer horizontalement le rocher pour y placer ces tubes, soit pour l'eau rouillée, soit pour l'eau ordinaire.

Source de la voûte neuve. — Dès que l'on eut enlevé les feuilles pourries et les immondices qui étaient amassées au pied du rocher, nous reconnûmes qu'il suffisait de cliver obliquement de haut en bas les couches schisteuses pour que l'eau minérale s'élevât avec une force ascensionnelle très-remarquable. Sur la droite du rocher, l'eau pure s'écoulait comme autrefois, mais en suintant directement, d'une hauteur de deux mètres environ. Ces sources ont été séparées en deux bassins recouverts par une voûte en briques, large de trois mètres; elles sont comprises dans les constructions de l'Etablissement thermal, dont nous donnerons la description particulière; nous les appelons sources de la voûte neuve.

Caractères physiques.

Au moment de son émission, l'eau minérale est d'une limpidité parfaite, sans odeur, elle a une saveur styptique et ferrugineuse. La température moyenne est de sept degrés du thermomètre centigrade. Une multitude de petites bulles se dégagent de l'eau lorsqu'on la reçoit dans un verre, et, si on l'abandonne à l'air, la surface prend une nuance irisée. Des flocons jaunâtres sont suspendus dans le liquide, et au bout de quelques heures le fond et les parois du vase sont couverts d'une couche de dépôt jaune rougeâtre.

L'eau de la source de la voûte neuve est transparente, limpide; celle de la vieille voûte, exposée au soleil et à l'air libre, a une nuance jaune rougeâtre; les flocons y abondent, et sa saveur est plus atramantaire.

Aucun insecte ne peut vivre dans l'eau minérale; ceux qui tombent accidentellement dans les bassins y périssent promptement; leur corps se couvre de dépôt jaunâtre qui augmente leur poids et les entraîne au fond; après plusieurs mois de séjour, ils sont transformés en une matière pulvérulente noire (carbure et sulfure de fer). Les végétaux ne se développent pas spontanément, toutefois à l'examen microscopique on y aperçoit quelques conferves filamenteuses.

Caractères chimiques.

Rapport de l'Académie. — Analyse par M. Ossian Henry. — (Nous placerons ici le rapport d'analyse fait à l'Académie nationale de médecine, dans la séance du 9 juillet 1850, par *M. O. Henry*, au nom de la commission des eaux minérales.)

M. le docteur *Bayard*, aujourd'hui propriétaire de l'établissement thermal de Château-Gontier, et des sources ferrugineuses, a réclamé auprès de M. le Ministre du commerce et de l'agriculture, qu'une nouvelle analyse de ces eaux fût faite dans le laboratoire de l'Académie de médecine. C'est par suite de cette demande, qu'une lettre ministérielle, en date du 16 novembre 1849, nous est parvenue, et que le travail a été renvoyé à la commission des eaux minérales.

L'eau ferrugineuse de Château-Gontier est connue depuis nombre d'années sous le nom d'eau de *Pougues rouillée*, et ses propriétés médicales, constatées par l'expérience, ne se sont jamais démenties.

Devenues aujourd'hui la propriété de M. *H. Bayard*, ce médecin, habile et consciencieux, a voulu leur donner toute l'importance qu'elles paraissent mériter. En conséquence, il a su, par des travaux conçus avec intelligence, mieux capter les sources, les réunir, et en augmenter beaucoup le produit (elles ne fournissent pas moins de 1,700 litres par vingt-quatre heures). Il n'était donc pas alors inutile d'en reprendre l'analyse faite en 1825, et déjà avec beaucoup de soin, par MM. *Touchaleaume et Bécœur*.

Les résultats ont été obtenus tant avec les échantillons expédiés très-soigneusement, et accompagnés de certificats de puisement fort réguliers, qu'avec le dépôt ocracé pris dans le bassin des sources mêmes; ils démontrent que l'eau de Château-Gontier, mieux captée maintenant, et sans doute plus pure, s'est accrue sensiblement en principes minéralisateurs.

Voici la composition que nos essais nous conduisent à assigner à l'eau de Château-Gontier, supposée intacte, et pour 1,000 grammes de liquide (un litre):

Acide carbonique libre, 1/8 à peine du volume.	
Bi-carbonate de chaux.......................... }	0,4556
Id. de magnésie (peu)................ }	
Sulfates de soude et de chaux (anhydres).........	0,1000
Id. de magnésie..........................	0,5200
Chlorure de sodium.......................... }	0,2004
Id. de magnésium (dominant)............. }	
Nitrate.........................Traces légères.	
Silice et alumine (silicate)...................	0,0170
Crénate apocrénate de fer.................. }	0,1040
Carbonate de fer............................ }	
Manganèse.........................Indices.	
Principe arsenical, sensible dans le dépôt ocracé de la source, mais en traces légères.	
Total......	1,3970

Le dépôt ocracé était formé de carbonate terreux, de sesquioxide de fer, avec de légères traces de manganèse et de principe arsenical, enfin, d'alumine et de sable, et d'une matière organique (acides créniques et apocréniques ou analogues) unie en partie au fer.

Les principes minéralisateurs sont de..	13,970 }	1,0000
Pour eau supposée pure.............	0,986,030 }	

L'eau minérale de Château-Gontier sort d'un terrain schisteux, à peu de distance des bords de la Mayenne; sa température est froide et elle offre tous les caractères des eaux essentiellement ferrugineuses; saveur atramantaire, coloration en pourpre ou en noir, par la noix de Galles, en bleu, par les prussiates rouge et jaune de potasse, puis dépôt ocracé le long de son parcours; elle accuse en outre, aux essais qualificatifs et aux réactifs, la présence de bicarbonate terreux, de chlorure, de sulfates, de la silice, de l'alumine, de la chaux, de la magnésie, de la soude, et d'une matière organique. Nous n'y avons reconnu aucune trace d'iode ou de principe iodique.

Pendant son séjour en bouteille, le fer s'en sépare presque complètement à l'état de sesquioxide uni à une matière organique que nous assimilons aux acides créniques et apocréniques, composés primitivement solubles, mais devenus insolubles par la suroxydation du métal.

L'eau de Château-Gontier possède des propriétés médicales reconnues depuis fort long-tems; par sa composition, elle offre beaucoup d'analogie avec l'eau de Spa (sources de la Géronstère). Grâce à l'administration intelligente du docteur *H. Bayard*, qui en est maintenant propriétaire, grâce au désir qu'il a de donner une certaine importance à l'établissement thermal dont il prend la direction, il n'y a pas de doute que l'eau de Château-Gontier ne puisse occuper bientôt un bon rang parmi nos richesses hydrologiques.

Nous croyons, en conséquence, qu'il y a lieu d'accorder l'autorisation d'exploiter cette eau minérale anciennement connue, depuis long-tems déjà utilement employée, et dont l'exploitation doit donner au pays des avantages incontestables.

Le rapport et ses conclusions ont été adoptés par l'Académie.

Comparaison des eaux minérales à celles de Spa, etc., etc. — Ainsi qu'on vient de le voir, le fer contenu dans l'eau minérale à l'état de proto-carbonate, est de 0g1040 par litre, quantité qui est bien supérieure à celle des eaux ferrugineuses le plus en réputation, et les plus fréquentées : *Spa* (Belgique), 0g048; *Egra* (Bohême), 0g017; *Wals*, 0g015. Les sources de *Johannet* (Martigné-Briant), en Maine-et-Loire, ne contiennent que 0g041 par litre.

Propriétés médicales.

Ces eaux jouissent des propriétés particulières aux préparations ferrugineuses en elles-mêmes; elles augmentent l'action de l'estomac et des organes digestifs, elles activent l'hématose du sang en le rendant plus fébrineux, coagulable, et colorent les tissus. Sous leur influence, l'assimilation, la circulation, la respiration et la nutrition se rétablissent et se régularisent; aussi, les eaux minérales conviennent-elles dans la chlorose, l'aménorrhée par faiblesse, les troubles de la menstruation qu'elle provoque ou modère, dans les névralgies anémiques, dans la stérilité, en guérissant les fleurs blanches et les engorgemens qui nuisent à la conception. On les emploie avec succès chez tous les individus d'un tempéramment lymphatique et muqueux, dans les scrofules, le rachitisme, dans les affections vermineuses, l'hydropisie, les engorgemens de la rate ou du foie, succédant aux fièvres chroniques; nous en avons obtenu de bons effets dans les diabètes sucrées, l'incontinence nocturne d'urine, et l'inertie des organes génitaux.

Les eaux minérales et le limon ferrugineux sont l'antidartreux par excellence, lorsque les maladies chroniques de la peau existent chez des individus faibles, ou chez les femmes mal réglées ou atteintes de pertes.

On connaît l'emploi, qui a été fait en Angleterre, des préparations ferrugineuses dans le traitement des affections cancéreuses.

Il est utile de combiner, avec les eaux minérales, d'autres moyen thérapeutiques, soit pour en adoucir les effets, soit au contraire pour ajouter à leurs propriétés, et les rendre plus actives. On les coupe avec du lait, des décoctions mucilagineuses, du vin; d'autres fois, on y mêle des amers ou des sucs d'herbes; et ces derniers moyens surtout sont, ainsi que l'association des préparations iodurées, le véritable spécifique dans les maladies scrofuleuses et les caries des os.

Usage externe. — Des lotions et des bains d'eau minérale font cesser les chaleurs et les démangeaisons communes à beaucoup de femmes. Leur usage en injections, soit pures, soit mêlées à divers médicamens, produit des effets analogues à l'emploi de l'eau de mer, de l'eau blanche.

Le limon très-abondant, que laissent déposer à l'air libre les eaux minérales, est composé d'oxide et de carbonate de fer, et d'un mucus végéto-minéral très-onctueux (crénate apocrenate de fer).

Des cataplasmes faits avec ces dépôts produisent de bons résultats sur les tumeurs blanches, les ulcères chroniques et scrofuleux, ainsi que sur les gonflemens articulaires indolens, et dans certains cas d'ankyloses.

De la manière de prendre les eaux minérales. — Autrefois, les personnes qui venaient boire l'eau minérale faisaient des neuvaines; commençant le premier jour par un verre, elles continuaient progressivement jusqu'à neuf dans la même journée. Elles avaient l'habitude de faire de longues et joyeuses promenades pendant les intervalles des prises d'eau. Toutes les personnes habitant encore le pays, et qui ont fait usage des eaux, en rapportent les bons effets.

On comprendra facilement que les eaux minérales ne peuvent pas être bues en quantité égale par chacun; c'est aux médecins qu'il appartient d'indiquer si l'eau doit être prise pure ou coupée, soit avec du lait, soit avec du vin rouge ou blanc. La nature et le siège de la maladie feront varier la quantité progressive que l'on doit prendre.

Les personnes qui se plaignent de digestions pénibles, de faiblesses d'estomac, sont promptement soulagées par l'usage journalier, à jeûn ou aux repas, de quatre à cinq verres d'eau minérale.

Sans faire entrer en ligne de compte la quantité d'eau minérale consommée par les malades en traitement à l'établissement, il a été délivré depuis le 1er mai 1850, jusqu'au 1er janvier 1852, *quatre mille deux cent soixante-dix litres d'eau;* exporté *sept cents bouteilles cachetées,* et *trois cent trente boîtes de pastilles ferrugineuses.*

Ces relevés font entrevoir ce que l'on peut espérer pour les années qui vont suivre; l'usage de l'eau minérale deviendra plus commun dès que ses effets utiles seront mieux connus.

L'histoire particulière des cas dans lesquels on a fait usage de l'eau minérale en boisson présenterait peu d'intérêt; il suffit de connaître les maladies pour lesquelles son usage est avantageux, et nous en avons fait (page 10) l'énumération complète.

CHAPITRE II.

ÉTABLISSEMENT THERMAL.

Par sa situation topographique, au centre des départemens de l'Ouest, la multiplicité et la beauté des routes qui la mettent en rapport avec Angers, Nantes, Lorient, Rennes, Laval, le Mans, etc., la ville de Château-Gontier, chef-lieu d'arrondissement, présente de grandes facilités de communication à toutes les personnes qui voudront profiter des ressources de l'établissement thermal. La température est habituellement si douce qu'elle permet de cultiver en pleine terre un grand nombre d'arbustes et de plantes délicates, tels que les camélias, les grenadiers, les magnolias, qui, dans beaucoup de pays, doivent être placés dans des serres chaudes. Cette douceur de climat offre à beaucoup de malades la possibilité de suivre, même pendant l'hiver, les traitemens qui leur sont prescrits par les médecins.

La salubrité et l'état hygiénique sont dans des conditions si heureuses que, tandis que le choléra ravageait, en 1832, les villes voisines, Château-Gontier en était complètement préservé. Il en a été de même en 1849; aucun cas de choléra ne s'y est manifesté.

Bains. — La réunion de ces circonstances favorables nous a déterminé à former à Château-Gontier, et à côté des sources minérales, un établissement thermal, dans lequel les malades trouveraient tous les moyens de traitement qui existent à Paris et dans quelques grandes villes seulement : tels que.

Bains à toute température.

Bains médicinaux.

Bains de vapeurs simples et médicamenteuses.

Bains sulfureux.

Fumigations sèches et humides.

Douches froides et chaudes.

Nous avons réalisé les vœux exprimés, en 1849, par M. le *docteur Patissier,* dans son rapport, présenté à l'Académie nationale de médecine, sur l'inspection des eaux minérales. Ce savant praticien a exposé des considérations fort importantes sur l'application des eaux minérales à l'assistance de la classe indigente ou peu aisée, et il a fait ressortir l'immense utilité des piscines ou bains en commun, et la puissance de ce moyen curatif; mais, ajoute-t-il, là ne se bornent pas les vœux de la commission ; elle désire que, pour obtenir des eaux minérales toutes les ressources médicinales qu'elles peuvent fournir, on organise, dans tous les établissemens des bains de vapeur, des douches de toute espèce , etc. Personne, en effet, ne peut méconnaître la puissance de ces agens thérapeutiques, dont l'action énergique est utile pour la solution des maladies de longue durée. Les douches descendantes sont un moyen précieux pour stimuler l'action vitale d'un organe, et pour faire passer un phlogose chronique à l'état aigu. Les douches ascendantes remplacent avantageusement les purgatifs en cas de constipation ; appliquées aux lésions utérines, elles en constituent souvent la meilleure médication ; les douches écossaises , ou douches alternativement chaudes et froides, sont très-efficaces contre les névralgies, les rhumatismes opiniâtres ; enfin , les bains de vapeurs , auxquels on associe les frictions, le massage, en excitant vivement la peau, la rendent le siége d'une vaste congestion, d'une dérivation énergique, le plus souvent favorable dans les maladies lentes entretenues par la répercussion des principes rhumatismaux et dartreux sur les viscères intérieurs.

Ainsi organisés, les établissemens thermaux réuniront tous les moyens d'administration désirables.

Description de l'établissement.

Les bains des hommes sont complètement séparés de ceux des femmes; pour celles-ci, outre les cabinets de bains de propreté, simples et médicinaux, il y en a avec appareil pour injection et bain de siége continu ou dormant.

Les baignoires en zinc, placées dans des cabinets isolés, revêtus de peinture à l'oxide de zinc, sont destinées aux bains sulfureux.

On prend des bains de vapeurs simples ou médicamenteuses dans des étuves particulières, préparées pour y recevoir, assis ou couché, la douche ou le bain entier; des tuyaux amènent la vapeur, l'eau froide ou chaude, pour administrer le bain russe ou le bain oriental. Un appareil est destiné à contenir des plantes aromatiques ou médicinales qui chargent de leurs principes volatiles la vapeur qui les traverse avant d'être projetée en douches ou en bains.

Des lits de repos sont disposés près de chaque étuve, dans des cabinets séparés, pour les baigneurs qui sortent de la vapeur ou de la boîte à fumigations, construite sur le modèle de celles de l'hôpital Saint-Louis à Paris.

Dans la salle des douches, l'eau froide ou chaude est projetée verticalement et dans toutes les directions, en arrosoir ou en jet; on les reçoit debout, couché ou dans des baignoires; un robinet de vapeur permet d'administrer les douches écossaises, en alternant la vapeur et l'eau froide. Des lits placés dans une pièce voisine reçoivent les baigneurs.

Les bains sont alimentés par l'eau de la Mayenne.

Dans certains cas on emploie des bains d'eau minérale dont la température est élevée au degré convenable par l'addition d'eau chaude.

L'établissement thermal, entièrement distinct des sources d'eau ferrugineuse, en fait un complément très-avantageux pour le traitement d'un grand nombre de maladies, et jusqu'à ce moment il est le seul en France qui soit aussi complet.

CHAPITRE III.

BAINS DE VAPEUR. — DOUCHES.

Un médecin, fort habile observateur, M. le docteur Fleury, professeur agrégé à la Faculté de médecine de Paris, s'est appliqué à obtenir de puissans effets de la médication transpositive, à l'aide de la *sudation* et de l'*eau froide*. Ce mode de traitement, qu'il emploie dans l'établissement de Bellevue près Paris, lui a procuré des succès nombreux et répétés.

J'ai eu occasion de mettre en usage les principes développés par M. le docteur Fleury, j'en ai reconnu l'exactitude et les bons résultats dans les névralgies, les rhumatismes, le traitement de l'ankylose incomplète, l'épilepsie.

Je rapporte ici quelques-uns des faits que j'ai observés à l'*Établissement de Château-Gontier,* et concernant des névralgies, des rhumatismes, la paralysie graduelle, l'épilepsie, les arthrites chroniques avec ankylose incomplète, les maladies de la peau. La plupart des malades étrangers au pays m'ont été adressés par des confrères qui m'ont communiqué leurs remarques depuis la cessation des traitemens.

Hypéresthésie générale de la surface du corps.

Obs. 1re. — La femme Landelle, de Ballots, attribue la maladie dont elle est atteinte depuis dix ans, à ce qu'elle serait entrée dans un four très-chaud, quelques jours après être accouchée.

La sensibilité de la peau est telle que l'impression du vent, de l'eau, le rayonnement du soleil ou du feu, lui donnent la sensation de brûlures. Il y a des sueurs fétides, abondantes, et du trouble dans les fonctions digestives.

La femme Landelle a employé inutilement tous les remèdes empiriques, saignées dans la bouche, piqûres nombreuses sur les membres, aspersions accompagnées de pratiques mystérieuses, etc.

Après beaucoup d'hésitation, cette femme commença le traitement le 20 juillet 1851

Je fis donner des bains de vapeur en étuve, qui furent bien supportés, et on employa graduellement les douches tièdes, puis froides.

L'amélioration fut rapide, et lorsque la femme Landelle cessa le traitement au mois d'août, la sensibilité anormale de la peau avait disparu, le sommeil, les digestions étaient rétablis; elle a continué à faire usage, le soir, de pommade au chloroforme en onctions sur les cuisses et à la surface interne des articulations.

Asthésie de la peau sur la jambe et la cuisse.

Obs. ii. — Les affections nerveuses sont tellement variables, que l'on ne doit pas être surpris d'observer des malades qui se plaignent d'éprouver les sensations les plus opposées.

M. X.... d'Angers, ressentait, sur toute la surface de la jambe droite, un froid glacial, quoique la coloration de la peau, la température ne fussent pas différentes de celles des parties voisines.

M. X.... avait déjà employé une multitude de moyens pour faire cesser cette sensation pénible, lorsqu'il se décida à venir à l'établissement.

Les douches de vapeur et en pluie ont procuré une amélioration qui eût été plus complète, si M. X...., comme beaucoup de malades, n'avait pas cessé trop promptement l'emploi des moyens qui lui procuraient du soulagement.

Affaiblissement de l'action nerveuse dans les bras — Paralysie partielle et graduelle.

Obs. iii.— Le sieur Mahiot, soixante ans, de la métairie de

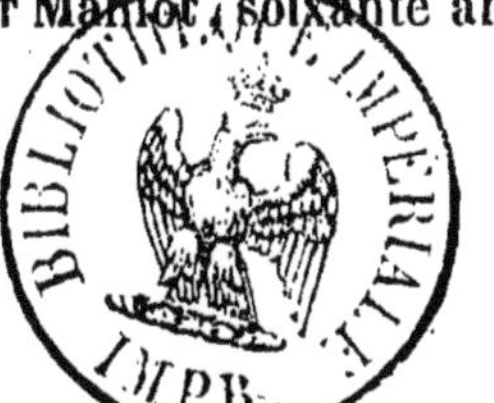

Bréon, me consulte au mois de mai 1850, il éprouve dans les bras, et particulièrement dans le droit, des douleurs, il n'existe pas de sensibilité à la pression dans la région cervicale ou dorsale des vertèbres, ni de céphalalgie, toutes les fonctions s'exécutent régulièrement ; il a été soumis à un traitement par les vésicatoires et la strychnine. — Je conseille des douches froides alternées avec la vapeur. — Le sieur M.... hésite à employer ce mode de traitement, et se borne à des frictions avec un liniment excitant. Au mois de juin 1851, je vois de nouveau le sieur M.... dont la maladie a notamment augmenté ; l'affaiblissement des bras est tel qu'il ne peut les soulever, les mouvemens des doigts sont gênés, il ne peut attacher les boutons de ses vêtemens ; le traitement par les douches de vapeur et l'eau froide est appliqué ; sous l'influence de ces agens, la force se rétablit de manière à permettre au sieur M.... le soulèvement des bras jusqu'à la tête, et la possibilité d'ôter ou de remettre son chapeau. Satisfait de cette amélioration, le sieur M.... ne continue pas, malgré mes représentations que trois ou quatre mois de durée seraient nécessaires pour confirmer les progrès obtenus ; mes prévisions se sont réalisées, la faiblesse a reparu, et l'état du sieur M.... est le même qu'en 1850.

Epilepsie depuis l'enfance. — Guérison à l'âge de vingt-sept ans.

Obs. iv. — Joséphine Sabin, âgée de vingt-huit ans, née à Craon (Mayenne), avait dès l'âge de sept ans des accès d'épilepsie très-caractérisés, et se renouvelant plusieurs fois par jour; réglée à l'âge de douze ans, les menstrues ont été irrégulières et retardées souvent par la violence des accès qui se rapprochaient à tel point que la jeune fille restait pendant plusieurs jours dans un état d'hébétude complet.

A vingt-deux ans les accès s'accompagnèrent de congestion cérébrale, à la suite de la quelle il y eut hémiplégie du côté gauche.

Lorsque, pour la première fois, j'ai vu la malade au mois de mars 1850, il y avait cinq ans qu'elle traînait la jambe gauche et se servait d'une petite béquille; elle eut en ma présence plusieurs accès subits avec chute, mouvemens convulsifs, trismus, écume à la bouche, hébétude etc.

Depuis le 7 mars jusqu'au mois de septembre, la fille Sabin fut soumise au traitement graduel par les affusions, immersions, bains et douches froids; à l'intérieur, la préparation de valériane et de belladone à doses progressives. Au mois d'octobre 1850, les suites de l'hémiplégie gauche avaient disparu, et la guérison des accès d'épilepsie était entière et complète. Dès le mois de novembre, la fille Sabin se plaça comme domestique, depuis cette époque jusqu'au moment actuel (mai 1852), il n'y a pas eu un seul accès.

Cette malade, animée du désir de se guérir, a suivi le traitement avec une remarquable persistance et une docilité parfaite. Ces conditions sont bien rares, et la plupart des malades doivent s'en prendre à eux-mêmes ou à leurs parens de leur insuccès.

Chorée (Danse de Saint-Guy). — Affusions. — Immersions froides — Guérison.

Obs. v. — Henri Séru, neuf ans, de Marigné-près-Daon, éprouvait des tremblemens, des secousses convulsives générales du tronc et des membres, tantôt à droite, tantôt à gauche, la station debout était impossible, en raison de l'agitation continuelle des jambes; la constitution était bonne, toutes les fonctions s'exécutaient régulièrement.

Ce jeune malade fut soumis à des lotions froides avec une éponge mouillée, puis à des affusions et à des immersions froides dans la rivière, au bout de quatre mois la chorée avait complètement cessé; depuis *trois ans* il n'y a pas eu de mouvemens convulsifs ni aucun autre phénomène nerveux morbide

Chorée (Danse de Saint-Guy).

Obs. vi.—Mlle Marie D...., de Marigné-près-Daon, âgée de six ans et demi, avait eu, à l'âge de trois ans, des accès de fièvre continue pendant plusieurs semaines, qui furent suivis de douleurs dans les articulations ; elle fut atteinte en 1850 de chorée (danse de Saint-Guy). Sous l'influence des soins donnés par M. le professeur Bigot, d'Angers, il y eut cessation des accès après un mois environ de durée.

En avril 1851, les phénomènes névralgiques avaient reparu avec encore plus d'intensité, lorsque M. le docteur Bigot engagea les parens à amener la malade à l'établissement.

Cet enfant est dans une agitation extrême, tout le corps, les membres, la face sont animés de mouvemens convulsifs ; la malade ne parle pas, pousse des cris, des sons inarticulés, la station debout, couchée, la marche, sont impossibles.

Les affusions froides, les bains sulfureux frais et à température graduellement abaissée ; les frictions avec des topiques calmans, quelques antispasmodiques ont été employés avec mesure.

Le succès a répondu aux soins qui ont été donnés, car le sommeil est revenu après le huitième bain, l'agitation s'est calmée, et lorsqu'un pélerinage fut fait vers le mois de mai à la chapelle du chêne, la convalescence était entière. Depuis un an il n'y a pas eu de rechute.

Névralgie dans la région scapulo-humérale et deltoïdienne.

Obs. vii.—Mme C.... d'Angers, vint à l'établissement de Château-Gontier au mois de juin 1850. Cette malade est éminemment nerveuse, les affections morales très-vives, les chagrins qu'elle avait éprouvés développèrent chez elle une excitabilité très-grande. Depuis plusieurs mois elle ressentait une douleur dans le bras et l'épaule, les mouvemens d'élévation ou de rotation de ce membre étaient impossibles, il y avait inappétence, sécheresse de la peau, insomnies.

On administra d'abord des douches de vapeur sur les parties malades, et lorsque les fonctions de la peau furent rétablies, on donna immédiatement la douche froide en pluie. Ce traitement procura une amélioration notable dans les mouvemens des bras, et fit cesser la douleur névralgique. — J'ai appris que la guérison s'était maintenue.

Myellite rachidienne depuis treize ans. — Ankylose incomplète. — Emploi des douches de vapeur et d'eau froide.

Obs. viii. — M. Mortier, cinquante-deux ans, demeurant à Conneré (Sarthe), éprouva, en 1838, il y a *treize ans*, un étourdissement avec perte de connaissance, accompagné de paralysie de la langue et de tout le côté gauche du corps. Le sieur M..... attribue sa maladie au refroidissement qu'il avait éprouvé en traversant une rivière, il se persuada qu'il était atteint de rhumatismes, et se borna à l'emploi de frictions et de quelques moyens insignifians.

A son arrivée à Château-Gontier, le 25 avril 1851, le sieur M.... était dans l'état suivant : gêne et raideur dans les mouvemens de rotation du cou, douleur vive depuis la nuque jusqu'au niveau des épaules, par la pression des apophyses épineuses des vertèbres cervicales et dorsales, sensation de picotement et fourmillement dans les membres inférieurs et supérieurs, faiblesse générale, qui permet à peine au malade de se tenir debout à l'aide de deux béquilles. *Depuis dix ans*, la flexion de la jambe droite n'est plus possible, et il la traîne en se portant. Il y a en outre émission involontaire des urines, et constipation très-opiniâtre.

Le sieur M. fut d'abord soumis à l'action des préparations de noix vomique, et des purgatifs résineux, et il commença le traitement par les douches alternatives de vapeur et d'eau froide. Le 15 mai, la sensibilité rachidienne avait cessé, et les mouvemens du cou étaient faciles ; après des tentatives de flexion forcée de la jambe droite sur la cuisse, je parvins à vaincre la résistance, et dès le lendemain le sieur M. exécuta des mouvemens volontaires qui se fortifièrent sous l'influence des douches froides. Chaque jour les forces se ranimèrent, et le malade, que l'on amenait en voiture à l'établissement, put faire à pied une partie du chemin, en abandonnant les béquilles qu'il remplaça par de simples bâtons à la main.

Au moment de son départ, le 20 juillet, le sieur M. marchait sans appui, et se relevait après s'être accroupi et assis à terre. L'usage des eaux minérales ferrugineuses avait contribué à faire cesser l'incontinence d'urine; le ventre avait repris toute sa liberté.

Gastralgie et entéralgie chronique.

Obs. ix. — M. S.... de Ballots (Mayenne) vint à l'établissement, d'après les conseils de M. le docteur Lebreton, pour être soulagé des douleurs que lui faisait éprouver une névralgie gastro-intestinale. Le teint était jaune pâle, ictérique, les digestions lentes et pénibles; il y avait du dégoût et de l'inappétence, une constipation opiniâtre. L'état moral se ressentait de l'affaiblissement physique, et M. S. était sous l'influence d'une tristesse continuelle.

L'administration des bains tièdes et des douches, en arrosoir, sur la région de l'estomac, l'usage des eaux minérales, secondés par quelques médicamens internes, dissipèrent rapidement les principaux symptômes morbides. Au bout de trois semaines M. S. était entièrement rétabli, lorsqu'il quitta l'établissement.

Chute sur la cuisse. — Ankylose incomplète dans l'articulation cotyloïdienne droite.

Obs. x. — Mademoiselle B. âgée de quarante ans, d'après les conseils de M. le docteur Billon, est venue, au mois de juillet 1850, suivre le traitement par les douches alternatives de vapeur et d'eau froide. Les résultats ont été très-heureux;

l'amélioration obtenue s'est continuée depuis deux ans, ainsi que l'a constaté mon honorable confrère.

En 1847, Mlle B. avait fait une chute sur la hanche droite, les soins qui furent donnés ne purent prévenir la diminution de longueur de la jambe, la saillie du fémur hors la cavité cotyloïde, et les douleurs vives aux changemens de tems. La marche était gênée, claudicante, la hanche et la cuisse tuméfiées. Le 8 août, le volume de la cuisse avait diminué de 3 centimètres, et présentait moins de différence avec celui du membre opposé. La contracture des muscles internes et externes de la cuisse droite avait cessé de manière à faire paraître le membre plus long.

Le 29 août, nouvelle diminution de 2 centimètres de la circonférence de la cuisse, allongement de la jambe; étant debout, Mlle B. obtient les mouvemens d'élévation et de rotation du pied, ce qu'elle ne peut faire étant assise.

A son départ, en septembre, les mouvemens étaient devenus plus faciles, plus forts, la claudication n'existait plus en raison de la possibilité d'étendre et de fléchir le pied.

Chute sur la cuisse droite —Luxation incomplète depuis douze ans.

Obs. xi. — Le sieur Boursier, âgé de soixante-six ans, meûnier près Vitré, a fait, il y a douze ans, une chute sur la hanche droite, la difficulté de marcher a été en augmentant chaque année. A son arrivée, le 27 août 1851, je constate l'amaigrissement de la cuisse et de la jambe, un raccourcissement de trois centimètres. Le sieur Boursier se sert de deux béquilles, et pour s'avancer il lance en avant le bassin et les deux extrémités inférieures, s'appuie sur le pied gauche, puis donne une nouvelle impulsion en portant tout le poids du corps sur ses béquilles qui servent de point de support comme les deux tourillons d'une cloche.

On reconnaît une saillie notable au niveau du col du fémur

droit, la pression sur le bourrelet ne détermine pas de douleur. Les mouvemens de rotation de la pointe du pied en dedans sont difficiles et incomplets. Le malade est traité par les douches froides en pluie et en jet, prises deux fois par jour.

L'amélioration a été prompte; dès le huitième jour, le sieur Boursier ne se servait que d'une béquille, et marchait avec le pied gauche.

Le 29 septembre, époque de son départ, le gonflement cotyloïdien avait diminué, et la marche avait lieu sur les deux jambes (sans claudication) et à l'aide d'un bâton (la guérison persiste).

Rhumatismes. — Douleurs.

Les rhumatismes articulaires (arthrites) et les rhumatismes musculaires (douleurs), sont désignés, dans quelques départemens de l'Ouest, sous le nom de *hunes*. Les gens de campagne, qui ont recours aux moyens empiriques des *mégeyeurs*, les distinguent en *hunes blanches*, *rouges*, *noires*, *bouffiès*, selon le degré de gonflement des parties malades, et la coloration de la peau. Les saignées sous la langue, sur les parois de la bouche, les mouchetures sur les articulations sont fort en usage. Les conseillers les plus habiles prescrivant en outre les fumigations avec des feuilles de lierre, prunier, et les boissons sudorifiques, obtiennent des guérisons qu'ils ne manquent pas d'attribuer à leurs pratiques empiriques, et aux prières qui souvent accompagnent les prescriptions.

Ces maladies contre lesquelles la thérapeutique a multiplié ses agens les plus actifs, sont promptement modifiées par l'emploi des douches et bains de vapeur employés seuls ou simultanément avec les douches froides.

Rhumatisme musculaire.

Obs. xii. — Le sieur Paumart, de Meslay, trente-six ans, a été atteint, au mois d'août 1850, d'une arthrite aiguë au pied droit. M. le docteur Picou lui fit suivre un traitement qui le rétablit.

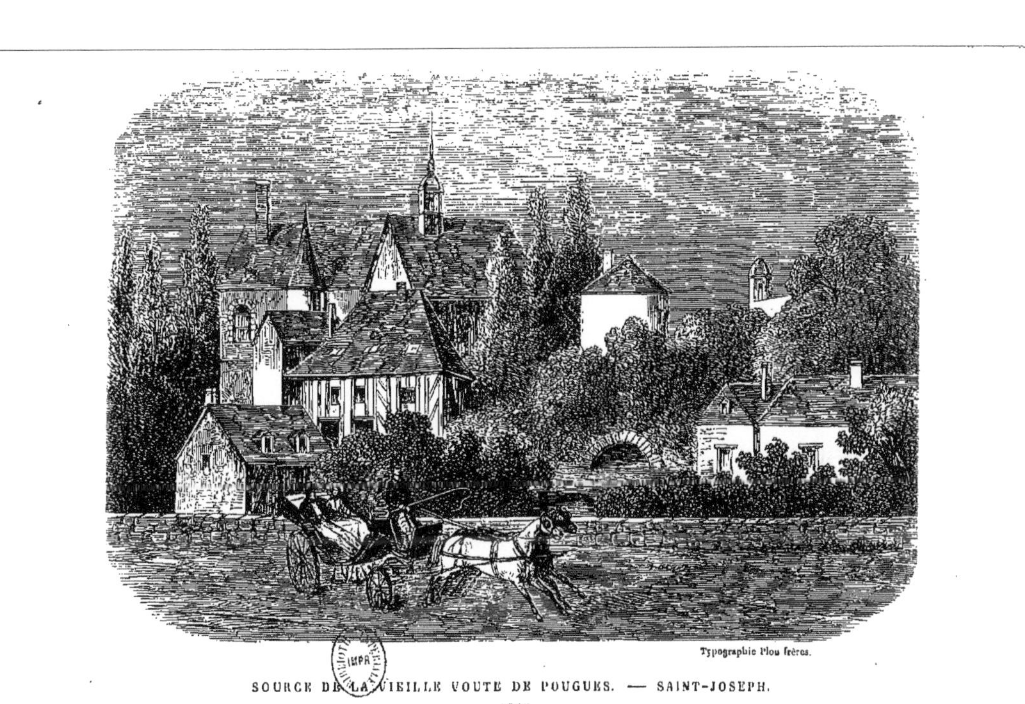

Typographie Plon frères.

SOURCE DE LA VIEILLE VOUTE DE POUGUES. — SAINT-JOSEPH.

1848

Le 8 octobre, les muscles de la cuisse et de la jambe gauche devinrent le siège de douleurs très-vives. M. le docteur Picou m'adressa ce malade ; il commença à prendre des douches de vapeur, le 16 octobre, après le cinquième bain, le soulagement avait été si complet, que le sieur P.... fit un voyage chez lui, à cinq lieues de Château-Gontier. Il continua l'usage des bains de vapeur et de douches froides pendant six jours, et partit guéri.

Depuis deux ans, le sieur P.... n'a pas été affecté de nouveau de douleurs rhumatismales.

Rhumatisme musculaire.

Obs. xiii — Le sieur Chauvin, maître serrurier à Château-Gontier, a eu plusieurs congestions sanguines cérébrales, accompagnées de résolution des membres. En 1850, il fut affecté de rhumatisme musculaire des jambes, avec tuméfaction considérable, rougeur, sensibilité vive. Un traitement par les bains de vapeur et les douches l'ont rétabli, de telle sorte qu'il a pu continuer ses affaires commerciales, qu'il était sur le point d'interrompre. Des bains pris à intervalles de quelques semaines suffisent pour prévenir le retour d'une maladie qui a été fort sérieuse.

Névralgie sciatique.

Obs. xiv. — La métayère de la Monitaie, atteinte de névralgie sciatique, avec contracture de la cuisse gauche, a suivi, d'après les conseils de M. le docteur de Montozon, un traitement par les bains de vapeur, et la sudation en étuve sèche, pendant l'été de 1850. Les douleurs n'ont pas reparu depuis cette époque.

Rhumatisme articulaire des poignets.

Obs. xv. — Le sieur Boisseau, quarante-huit ans, de la Hurie de Fromentières, d'une constitution très-sanguine, robuste, avait un gonflement articulaire des bras et des genoux, avec douleurs dans les mouvemens.

Dès le troisième bain de vapeur, il a pu faire la moisson pendant une partie de chaque journée ; il était rétabli après le neuvième bain.

Chute de cheval. — Douleur de l'articulation du genou.

Obs. xvi. — M. le baron de B... à la suite d'une chute de cheval sur le genou droit, ressentait de la gêne en marchant. Au mois d'août 1850, il a pris une quinzaine de douches froides ; la facilité des mouvemens revint de manière à lui permettre de chasser sans éprouver de fatigue. Pendant l'année 1851, M. de B.... est venu recevoir des douches sur le genou, non parce qu'il souffrait, mais pour fortifier l'articulation.

Rhumatisme articulaire des poignets.

Obs. xvii. — Le sieur R.... fermier de la Haute-Mule (d'Argenton), était atteint de gonflement des articulations des poignets et du pied droit, avec sensation de craquement, douleurs vives pendant les mouvemens des membres. L'usage suivi des bains et douches de vapeur, pendant quinze jours, lui a permis de faire les travaux de la moisson, au mois d'août, après complet rétablissement.

Névralgie sciatique.

Obs. xviii. — Le sieur Betin, de Bex, près la Guerche (Ille-et-Vilaine), trente-sept ans, d'une forte constitution, issu de parens goutteux, est atteint de douleur sciatique dans la cuisse et la jambe gauche. Il commença, le 4 août 1851, le traitement par les douches et les bains de vapeur. Le 29 du même mois, il reprenait son commerce, ne souffrant plus ; la guérison s'est maintenue.

Rhumatisme musculaire du bras.

Obs. xix. — Le sieur Morin, à Gennes, cordonnier, ne pouvait se servir du bras gauche, en raison de douleurs rhumatismales fixées dans les muscles.

Six bains de douches de vapeur ont suffi pour obtenir une guérison qui s'est soutenue depuis 1850.

Maladies de la peau.

Les diverses maladies de la peau ne sont connues dans le pays que sous le nom de *Dartres*, on les considère *toutes* comme contagieuses, et ceux qui en sont affectés prennent les plus grandes précautions pour que l'on ignore la nature de leur mal; ils s'adressent en secret aux charlatans de passage, aux gens *bien adroits pour toucher les dartres*, et ils ne se décident à consulter les médecins, qu'après avoir dépensé leur argent et compliqué la gravité de leur maladie.

La plupart des éruptions vésiculeuses, sont TOUCHÉES. Lorsque l'on a la *sangle* (zona zoster), on se hâte d'aller trouver le *toucheux*. L'opération consiste à dire des prières pendant que le *toucheux* en prononce de particulières, et qu'il éponge la *sangle* avec de l'eau bénite. Je me suis procuré de cette eau, qui n'était autre qu'une solution très-concentrée de sulfate d'alumine et de potasse.

Prurigo. — Démangeaison chez les deux sexes.

Une maladie de la peau très commune, et que les malades ne caractérisent que par le symptôme principal, la *démangeaison*, est désignée sous le nom de Prurigo; elle occupe souvent la nuque, les reins, les cuisses, mais le plus fréquemment, elle est fixée sur les parties génitales des femmes et des hommes. Pendant la nuit, vers les trois à quatre heures du matin, les démangeaisons deviennent plus vives, le sommeil est interrompu, et les malades se grattent avec fureur, sans pouvoir se soulager. Un état d'épuisement et de spasme succède à cette agitation excessive.

J'ai constamment obtenu le soulagement et la guérison de cette affreuse maladie, par l'emploi méthodique et alternatif de douches de vapeur, d'eau froide, de bains gélatino-sulfureux, de lotions et décoctions narcotiques. Chez quelques personnes, les bains d'eau minérale ferrugineuse et les injections ont suffi pour amener la guérison

Lichen agrius chronique de la face, des membres supérieurs et du tronc.

Obs. xx. — Victoire Séru, dix-sept ans, de Craon, dès l'âge de cinq ans avait, sur toute la surface du corps; des rougeurs qui s'étendaient par plaques, se desséchaient et farinaient pendant l'été. Cette maladie était considérée par les parens comme une dartre, qu'ils soignèrent d'après les conseils de leurs voisins.

Au mois de février 1851, cette jeune fille me fut présentée. La figure, le nez étaient couverts de papules saillantes, d'un rouge vif, confluentes sur la peau érythémateuse. Le cou, la poitrine, les bras étaient le siège de la même affection, dont l'intensité variait en raison des démangeaisons qui avaient porté la malade à s'égratigner et à se frotter avec force. (Pommade de joubarbe. Tisanne d'orme pyramidal. Emmènagogues). Bains gélatineux alcalins.

Au mois d'avril, les règles parurent et se continuèrent régulièrement. Le lichen disparut des bras et de la poitrine; le nez et le front conservaient seuls des plaques exanthémateuses et rouges, qui se sont éteintes après cinq semaines.

Urticaire chronique. — Pemphigus.

Obs. xxi. — Madame Deguerre, à Laval, est, par profession, exposée aux intempéries, et m'a été adressée par M. le docteur Pignat, de Laval, au mois d'août 1850. Cette femme est d'une constitution sanguine. Depuis plusieurs années elle est atteinte d'urticaire, qui s'est compliqué souvent de pemphigus, avec suintement des bulles et excoriation générale du corps. La maladie durait, chaque fois, deux et trois mois. Le matin, après son lever, les parties du corps exposées à *une température froide* se couvrent immédiatement de taches blanches, accompagnées de la brûlure et de la démangeaison que l'on ressent par la piqure d'orties. La sensation est si vive, que la malade ne peut s'empêcher de se gratter, de *s'échafrer*, dit-elle. Les bains de vapeur en étuve eurent pour premier résultat de faire cesser le prurit sur le corps. Il ne persista que sur les mains.

Vers la fin du mois de septembre, l'amélioration était notable, il y avait bon sommeil, cessation entière des démangeaisons, et réapparition irrégulière de l'éruption. Pendant l'hiver, ce progrès s'est conservé.

En 1851, la femme D... a pris quelques bains de vapeur, et fait usage de topique chloroformé. La guérison a persisté.

Eczéma chronique (eczéma rubrum) de la face.

Obs. xxii. — Mlle Alexandrine L , treize ans, à Craon (Mayenne), est de petite taille, mais fort développée pour son âge; réglée depuis deux ans. Le front et la figure sont couverts de plaques croutcuses, soulevées par un liquide transparent, qui se concrète par le contact de l'air. La lèvre inférieure et le menton ont été le point de départ de cette éruption d'eczéma, qui a envahi successivement tout le visage. L'air et la chaleur du soleil déterminent le fendillement de l'épiderme, et excitent le suintement. Mlle L. est obligée de porter un voile épais, pour garantir et cacher les marques de cette pénible maladie, accompagnée de démangeaisons atroces. Le 3 mai, commencement du traitement qui consiste en fumigations de vapeurs tièdes de saponaire et de feuilles de noyer, pommade de joubarbe, infusion de racine de pensée sauvage, avec sirop de gentianne, bains salés, purgatifs. 15 mai, bains de vapeurs généraux en étuve, douches locales; les croûtes se détachent, le suintement diminue, le front et les joues sont libres. Pommade au précipité. Bl. 15 juin. La peau reprend sa blancheur et sa douceur, les sourcils sont encore le siège de gerçures, qui ne tardent pas à disparaître. La guérison est complète au 15 juillet.

Teigne amiantacée. — (Pityriasis capitis.)

Obs. xxiii. — Mlle Rosalie G., 15 ans, de La Guerche (Ille-et-Vilaine), très-grande et bien développée, réglée depuis deux ans, présente cet aspect particulier aux jeunes filles de constitution scrofuleuse : les lèvres sont gonflées, soulevées, les paupières rouges, les oreilles sont le siège d'un eczèma, avec suintement interne et externe. La tête est recouverte de croûtes brillantes qui unissent les cheveux; ceux-ci semblent enveloppés dans un fourreau d'amiante.

Quelques bains de vapeur suffisent pour ramollir cette calotte feutrée. Les cheveux sont coupés, puis rasés. Des frictions avec l'huile de cade, et la continuation des bains de vapeur, amènent une prompte amélioration; les cheveux repoussent avec une telle rapidité qu'il est nécessaire de les raser plusieurs fois, afin de s'assurer de la guérison des bulbes pileux. A son départ, Mlle R. G. avait une santé parfaite, le gonflement des lèvres, l'eczèma des oreilles avaient cessé. Nous prescrivons des soins à continuer avec régularité, pour prévenir le retour partiel, puis général du pityriasis, maladie si rebelle lorsque l'on néglige les précautions indispensables.

Psoriasis inveterata. (Dartre squammeuse lichenoïde.)

Obs. xxiv. — Madame M., âgée de vingt-sept ans, de Craon, est atteinte, depuis huit mois, sur toute la surface du corps, d'élevures solides, et de plaques écailleuses sèches et d'un blanc mat, dures, épaisses. Elle a suivi sans succès un traitement par la méthode Raspail. Elle est tourmentée par des démangeaisons vives; celles-ci cessent promptement par l'administration de douches et de bains de vapeur, et les frictions de pommade au turbith minéral, l'infusion de scabieuse. La chute des squammes fut aidée par des bains émolliens et narcotiques, l'usage alternatif de bains de vapeurs et de fumigations sulfuro-cinabrées, et un traitement intérieur, achevèrent promptement la guérison de cette maladie, ordinairement si rebelle à tous les modes de traitement.

Trois semaines de séjour à l'établissement suffirent... à Madame M. pour obtenir cet heureux résultat.

Maladies vénériennes.

Les affections vénériennes chroniques sont fréquemment compliquées de taches à la peau, de *syphilide*. Outre le traitement intérieur, on modifie rapidement l'économie par les fumigations cinabrées, les bains de vapeur avec sudation. J'emploie ces moyens simultanément, et l'établissement a reçu plusieurs de ces malades, des deux sexes, dont je ne citerai pas les observations, afin de ne donner aucune indication qui permettrait de les reconnaître.

CHAPITRE IV.

TOPOGRAPHIE.

Le département de la Mayenne a reçu son nom de la rivière qui le partage en deux portions à peu près égales. Il est limité au nord par les départemens de la Manche et de l'Orne, à l'ouest, par l'Ile-et Vilaine, au sud-ouest, par la Loire-Inférieure, à l'est, par la Sarthe et l'Orne, et au sud par le département de Maine-et-Loire.

La Mayenne prend sa source dans l'Orne, au pied d'une grande chaîne de montagnes, couvertes par les forêts d'Andaine et de Monnaye, Elle coule d'abord de l'est à l'ouest en longeant la limite septentrionale du département, puis elle se dirige brusquement au sud, s'incline, de la ville de Mayenne à Laval, et se redresse vers le sud-est jusqu'à sa sortie du département, en passant par Château-Gontier. Elle est alimentée par quelques ruisseaux et sept petites rivières qui, toutes prennent leurs sources à peu de distance, et viennent se jeter dans la Mayenne sous un angle aigü, et obliquement à son cours.

La vallée de la Mayenne est étroite et assez profonde. Cette rivière est fort encaissée par ses rives; le bord occidental, ou droit, offre un escarpement très-prononcé à Laval, Château-Gontier. Le rivage opposé est au contraire uni, formé par des alluvions, et serait très-favorable aux constructions et à l'extension de ces deux villes.

Constitution minéralogique.

Tout l'arrondissement de Château-Gontier est formé par des terrains de transition. Les géologues les distinguent en plusieurs groupes, selon la nature de leurs roches et la présence ou l'absence de corps fossiles organisés.

La portion la plus ancienne est caractérisée par la prédominence du quartz-grenu, des phyllades, ou par celle des schistes argileux, en général pailletés de mica et de la grauwacke. On n'y trouve pas de traces de corps organisés.

La masse la plus récente des terrains de transition renferme du calcaire-marbre et de l'anthracite, des bancs de poudingue, et des débris d'êtres organisés, végétaux et animaux.

En ce qui concerne particulièrement l'arrondissement de Château-Gontier, on est amené à reconnaître que ces masses de terrains ont été formés par voie de sédimentation, les couches se sont stratifiées en se déposant en raison de leur pesanteur spécifique. L'inclinaison, plus ou moins prononcée, de ces couches, a été déterminée, postérieurement à leur accumulation, par l'action des *soulèvemens* intérieurs, c'est à la même cause que doit être attribué l'épanchement entre ces couches ou à leur surface, de masses partielles de roches ignées.

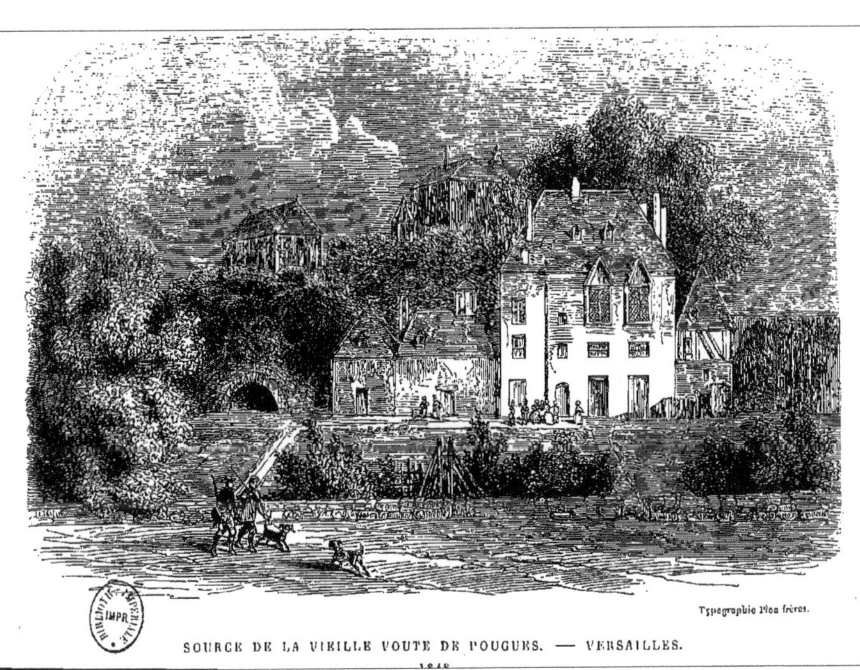

Typographie Plon frères.

SOURCE DE LA VIEILLE VOUTE DE POUGUES. — VERSAILLES.

On sait que le sol du département de la Mayenne avait constitué autrefois une portion du rivage occidental d'un vaste golfe, dans lequel se déposaient les diverses couches de la formation jurassique, et que la rive opposée de cette mer ne se retrouve qu'aux Ardennes. Les dépôts, en général peu épais, d'argile, sables et grès, qui couvrent un grand nombre de plateaux du département, et présentent un niveau horizontal, font voir que si, pendant une partie de la *période tertiaire,* à laquelle ces dépôts se rapportent, le sol de la Mayenne était presque complètement immergé, l'écoulement des eaux n'a pas été produit par une secousse brusque, mais plutôt par un changement dans le niveau des mers, et le déplacement de grandes masses dans d'autres points du globe.

Dans la commune de Saint-Laurent-des-Mortiers, il existe un dépôt composé de corps fossiles marins, réduits en ciment calcaire, mélangé à du sable siliceux. Ce calcaire enveloppe quelques coquilles bien conservées, parmi lesquelles on reconnaît des *peignes* et des *huîtres.*

Ce dépôt est très-circonscrit, il repose sur la crête des couches de phyllade. On doit le considérer comme étant de formation plus récente que le *bassin tertiaire parisien,* et le rapprocher, par ses caractères, des dépôts marins qui existent près Rennes, à Saint-Grégoire, et près Dinan, à Saint-Juvat.

Caves à Margot, de Saulges.

Parmi les curiosités géologiques du département, qui attirent un grand nombre de visiteurs, nous devons citer les grottes connues sous le nom de *Caves à Margot,* dans la commune de Saulges, située à un myriamètre de Meslay, chef-lieu de canton.

La tradition rapporte que la *fée Margot a enfoui dans ces caves un trésor qui ne sera découvert que par un homme sans péché.* L'offrande d'une poule noire, qui n'a pas vu le coq, est, dit-on, le moyen de se rendre la fée favorable; aussi, en visitant ces caves, y aperçoit-on bon nombre de squelettes de poules noires. Plusieurs individus, en s'aventurant dans ces grottes, s'y sont égarés et y ont trouvé la mort. Il existe, dans l'une des chambres, une crevasse au fond de laquelle coule un petit ruisseau. Quoique la profondeur n'en soit pas considérable, comme les parois sont verticales et glissantes, les individus qui y sont tombés n'ont pas pu en sortir, et ils y sont morts de faim.

Ces grottes ont été creusées par des courans d'eau qui se sont ouvert passage dans le calcaire-marbre, entre des fissures ou des joints de stratification. Elles présentent une série de chambres communiquant par des couloirs plus ou moins étroits, et dont on n'a pas encore trouvé l'extrémité.

Au plafond sont appendues des stalactites d'albâtre calcaire; et on aperçoit, en plusieurs endroits du sol, des stalagmites. Le sol de ces cavités est recouvert par un dépôt ou limon rougeâtre. On y a trouvé des ossemens, des dents d'animaux qui appartiennent à la famille des ruminans.

De l'autre côté de la rivière, dans la colline opposée, il existe une cave connue sous le nom de cave de Rochefort, et qui est très-élevée et très-large.

L'arrondissement de Château-Gontier ne renferme pas de terrain houiller; mais, dans le canton de Grez-en-Bouère, il y a des traces d'anthracite. Il possède des masses schisteuses ardoisées.

Dans les dépendances du château de Thévalles on voit un puits, connu sous le nom de puits de Maubusson, qui a 31 mètres 50 centimètres de profondeur, sur 2 mètres 80 centimètres de largeur. Ses parois sont très-lisses et glissantes; il est alimenté par un cours souterrain de la rivière de l'Herve. Vers le fond, une large roche fait saillie. Si l'on y jette un caillou, le choc produit le son d'une grosse cloche dont on croirait entendre les vibrations (renseignemens communiqués par M. *Lecotier*, père).

Dans les cantons de Saint-Aignan et Craon, on rencontre des bancs réguliers et prolongés de schiste-ardoise d'une belle teinte bleuâtre, alternant avec des quartz-grenus blancs. Ces derniers forment constamment les saillies du terrain, tandis que le fond des vallons est occupé par le schiste-argileux.

Il y a, dans les communes de Renazé et Bouchamps, des exploitations importantes d'ardoises établies sur les bancs puissans qui les traversent.

Arrondissement de Château-Gontier.

Il est l'un des trois qui composent le département de la Mayenne; et est formé par soixante-treize communes, partagées en six cantons: Saint-Aignan-sur-Roë, Bierné, Château-Gontier, Cossé-le-Vivien, Craon, Grez-en-Bouère. Sa superficie totale est de 125,898 hectares.

La population de l'arrondissement, en			
	1801	était de	65,741
	1826	—	73,333
	1846	—	77,639
	1851	—	78,427

Pendant la période de 1820 à 1846, il résulte d'un tableau synoptique, dressé par M. Defermon, que la moyenne des mariages a été, pour l'arrondissement, de 526. Celle des naissances, de 1,741, et enfin, celle des décès, de 1,588.

Le total des naissances, pendant cette période, avait été de 47,005. Celui des décès, de 42,884. La différence de 4,121 en plus indique la progression croissante de la population dans l'arrondissement. Le nombre des étrangers qui sont venus s'y fixer, forme l'excès entre le chiffre total de la population, et la différence des naissances sur les décès.

Château-Gontier.

Historique.

Au dixième siècle, les moines de Saint-Aubin, d'Angers, possédaient, sur le bord de la Mayenne, une métairie nommée Basilica (Bazouges) Par une charte, en date de 1037, ils donnèrent cette métairie à Foulques-Nerra, en échange d'un domaine du nom d'Oudainville, situé au diocèse de Beauvais. Le comte d'Anjou y fit élever un château afin de garantir au nord sa province ; il le fortifia et l'appela *castrum Guntherii* (château de Gonthier), du nom de l'un des fermiers de son domaine.

Le premier seigneur de Château-Gontier, Renaud, acheva les fortifications commencées par Foulques, et reçut diverses concessions du chapitre de Saint-Aubin, à la condition de faire foi et hommage à l'abbé, et de défendre toutes les propriétés du monastère situées près Château-Gontier.

La maison de Château-Gontier s'est alliée à celles de Sablé, de Vendôme, de Briollay, de Champtocé, de Vitré, vers le milieu du XIIIe siècle. Elle s'éteignit à défaut d'héritiers mâles, dans la maison de la *Guerche-Pouancé.*

La ville de Château-Gontier appartint successivement à la maison de *Chamaillard d'Antenaise*, puis à celle *d'Alençon*, et fut saisie sur Louis, seigneur d'Amboise, en 1431.

Charles VII la réunit à la couronne en 1434. Louis XI donna la baronnie de Château-Gontier à Philippe de Commines. Plus tard, cette ville fut érigée en marquisat en faveur de Nicolas Bailleul, président à mortier. Les seigneurs de Château-Gontier avaient un connétable héréditaire pris dans la maison de la Raudière, et eux-mêmes, de siècle en siècle, remplirent cette charge vis-à-vis des comtes d'Anjou.

Le clergé affectionnait cette ville, qui fut choisie pour des conciles; le plus renommé eut lieu en 1231. Celui de 1336 fut présidé par l'archevêque de Tours. On y fonda un collége, qui fut transporté dans le faubourg d'Azé en 1706, par les soins de Gilles Marais, savant ecclésiastique.

Château-Gontier est actuellement le chef-lieu du troisième arrondissement du département de la Mayenne ; sa population est de six mille habitans.

Le zèle persévérant, l'activité intelligente d'un administrateur habile, M. *Martinet*, ont complètement changé, en vingt ans, l'aspect et l'importance de cette ville. Pendant que l'on perçait des routes stratégiques, qui rayonnaient sur les principaux points de l'arrondissement, on construisait un nouveau pont, on ouvrait des quais sur les deux rives de la Mayenne, on comblait une vallée en y précipitant une colline toute entière. Sur ce terrain conquis s'élevait un abatoir, véritable établissement modèle. Un immense champ de foire offrait bientôt l'espace nécessaire aux ventes de bestiaux et aux marchés hebdomadaires. Les promenades, réunies entre elles, offrent, à l'une de leurs extrémités, *au Bout-du-Monde*, des points de vue ravissans.

Les vieilles tourelles, les murs épais furent renversés, l'ancienne ville s'épanche au dehors, chaque jour elle fait un pas dans la campagne, et bientôt elle aura rejoint les communes voisines, Bazouges, Azé, Saint-Fort, qui l'environnent.

Beaucoup de grandes villes ne sont pas aussi riches de fondations pieuses que Château-Gontier. Grâce à la générosité de l'une de ses habitantes, madame la marquise de Rasilly, une salle de maternité reçoit les femmes indigentes.

Une crèche conserve pendant le jour les enfans au berceau; des salles d'asile, pour les deux sexes, les préparent ensuite à l'instruction élémentaire donnée par l'école municipale, par les vénérables frères de l'école chrétienne, et par les dames Ursulines. Une école de dessin, des cours de chant pour les jeunes gens, complètent l'éducation qui, pendant quinze ans, est donnée gratuitement aux enfans du pays.

L'instruction supérieure n'est pas moins entière. Le premier âge, sous la direction de M. l'abbé Bézier, professeur très-distingué, se familiarise avec la langue française et les élémens des sciences. Au collége, des maîtres, qui n'ont pas laissé perdre les traditions de l'illustre abbé Marais, développent et fécondent les germes puisés dans l'éducation première. De vastes constructions, de grandes cours, de beaux jardins réunissent toutes les conditions d'hygiène, si influentes sur la santé des jeunes gens.

Pour les jeunes filles, le couvent des dames Ursulines est une maison d'éducation complète, et peut être comparée aux meilleurs pensionnats religieux d'Angers et de Laval.

Autrefois il y avait un présidial, créé par édit du mois de juillet 1639 et modifié en 1763. Nous avons trouvé, sur son organisation, des détails complets dans une supplique adressée, en 1790, par la ville de Château-Gontier, à l'assemblée nationale de France.

Les officiers municipaux, et les notables de la ville, demandaient que l'on accordât, à la ville, le tribunal supérieur, ou du moins l'évêché du département. « S'il nous était permis, » disaient-ils, en terminant, de faire un choix, nous pren- » drions par préférence le tribunal supérieur de justice, il » nous paraît plus intéressant et plus utile, il remplacerait » nos tribunaux et surtout notre présidial que nous possédons » depuis 150 ans; mais vous prononcerez, notre confiance » est sans bornes. Eh! que n'avons-nous pas droit d'attendre » d'une assemblée de législateurs où les loix sont proposées » par le patriotisme, discutées par l'éloquence, pesées par la » sagesse, et prononcées par la justice? »

L'assemblée ne pouvait pas rester indifférente à un pareil langage, le tribunal de première instance est fixé à Château-Gontier.

La bibliothèque de la ville attend un emplacement convenable pour placer, sur ses rayons, un choix de bons ouvrages, dont le nombre s'est accru récemment par le legs généreux d'un homme de goût et de savoir : Boullet-Lacroix qui avait puisé, en Italie, des connaissances variées et étendues.

Une petite salle de spectacle réunit, plusieurs fois chaque année, quelques personnes des diverses catégories de la société. La classe ouvrière recherche avidement ces occasions de plaisir, et la justesse de ses préférences prouve son bon goût naturel.

La sous-préfecture occupe, près de l'église Saint-Jean, une partie de l'ancienne abbaye des Bénédictins. Des réparations urgentes ont été faites, avec beaucoup de goût, par M. Cornuau, sous-préfet actuel, et cette habitation a changé entièrement d'aspect. De la terrasse et des fenêtres on domine la Mayenne, les prairies qu'elle baigne, et une partie de là ville.

L'église Saint-Jean-Baptiste a été bâtie vers l'an 998, elle était desservie autrefois par les Bénédictins du prieuré de Saint-Jean, qui occupaient les vastes bâtimens voisins, et qui servent aujourd'hui pour l'hôtel de la sous-prefecture et les dépendances de la prison.

Le zèle pieux de M. Gasnier, curé de Saint-Jean et doyen, a enrichi cette église des reliques de saint Donat, qui ont été récemment apportées de Rome. La châsse est placée sous le chœur, dans une crypte ou chapelle souterraine long-tems oubliée, et qui a été restaurée avec le goût sévère nécessaire à un pareil monument.

Hôpital Saint-Julien.

L'hôtel-Dieu Saint-Julien fut fondé en 1206, par Allard IV, et jusqu'en 1507 resta sous la direction entière des aumôniers, à cette époque, Marguerite de Lorraine, duchesse d'Alençon, étant venue à Château-Gontier, fit construire, près de l'hôpital, une église et un monastère dans lequel elle plaça six religieuses de la communauté de Mortagne. En 1593, pendant les guerres de la Ligue, l'hôpital fut entièrement rasé par ordre du maréchal Dubois-Dauphin. Les religieuses furent logées dans la maison du Buron, près du bourg d'Azé. En

1673, les habitans demandèrent, à Vitré, quatre religieuses hospitalières de la Miséricorde de Jésus, pour administrer l'hôpital Saint-Julien, le traité fut arrêté, et des lettres-patentes du roi, en la même année, confirmèrent l'institution de cet hôpital. En 1679, l'évêque d'Angers et la R. mère de Saint-Jean-Baptiste, posèrent la première pierre du nouvel hôpital, sur le bord de la Mayenne, près le pont. L'église fut reconstruite en 1682, par les religieuses, qui achevèrent, en 1778, les bâtimens actuels.

Le 19 juin 1794 les religieuses étaient chassées, mais elles furent rappelées à leurs fonctions en 1801.

Aujourd'hui l'hôpital Saint-Julien contient soixante lits en fer. Les constructions sont insuffisantes, peu commodes, et nécessiteront incessamment de notables changemens. Les services de chirurgie et de médecine ont été soumis à une organisation nouvelle, dont on apprécie chaque jour les avantages. Pendant le cours de l'année 1851, les malades fournis par trente communes, les voyageurs, les militaires et les prisonniers, ont réuni 16,557 journées; la commune de Château-Gontier est comprise pour 6,791 journées. Nous faisons des vœux pour qu'une salle soit destinée aux enfans malades, et qu'un local séparé reçoive les malades vénériens, dont le nombre s'accroît dans les campagne, dans une progression effrayante.

L'hôpital Saint-Joseph, ou des enfans trouvés, a été fondé par Mlle Renée Leclerc, de Château-Gontier, qui, le 10 juin 1662, réunit quinze orphelins pauvres, dans une maison, au Martray, qu'elle donna avec plusieurs autres propriétés. Cette fondation fut reconnue en 1663, par l'évêque d'Angers et les autorités de la ville. Mlle Renée Leclerc donnait, en 1675, tous ses biens pour l'agrandissement et le transfèrement de cet établissement au faubourg de Tréhut. Il fut dirigé par Mlle Doublard, qui fit plusieurs donations en sa faveur.

En 1698, les habitans de la ville achetèrent, au profit de l'hôpital Saint-Joseph, la closerie d'Olivet ou de la Grugeardière, avec la maison de maître qui en dépendait.

Certaines difficultés d'administration s'étant élevées entre le maire, les échevins et Mlle Douart de Florence, qui avait succédé à Mlle Doublard, on fit venir, de Paris, trois filles de saint Thomas, dont l'ordre est resté jusqu'en 1803. Des sœurs de la congrégation d'Evron les remplacèrent en 1820.

Cet hôpital est placé maintenant sur le terrain de la closerie d'Olivet, près du champ de foire et de la route départementale de Sablé à Craon. Les bâtimens sont situés dans une position très-salubre; ils ont été construits en 1719, par Guy de la Cotellière, qui légua tous ses biens à l'hospice.

Il y eut, en 1768, une épidémie dans la commune de Bazouges et les environs. Mlle Dublineau réunit plusieurs jeunes filles pour les nourrir, les instruire, et distribuer des bouillons aux pauvres malades. Telle a été l'origine de l'hôpital des *Incurables*, qui fut construit et soutenu par les dons généreux de sa fondatrice, et de Mlles Marais, Sollier et de la Barre.

Depuis quelques années on a réuni cet hôpital à celui de Saint-Joseph. Il contient 186 lits répartis entre 108 vieillards et incurables, 58 enfans indigens, les gens de service et les aliénés, reçus momentanément, avant d'être dirigés sur l'établissement de la Roche-Gandon. C'est à l'hospice Saint-Joseph que sont annexées la salle de maternité, la crèche et la salle d'asile. Il y a eu, en 1851, 67,426 journées. Pour faire face aux dépenses si lourdes, avec des ressources médiocres, il faut une grande économie, et l'habile direction des administrateurs qui acceptent ces fonctions toutes gratuites.

Nous n'avons vu nulle part d'hôpitaux où les soins soient donnés avec plus de zèle et de dévoûment que par les dames de saint Augustin qui, au nombre de quarante, desservent l'hôpital et l'hospice.

6

Dolmen.— Pierres druidiques.

Il y avait, au milieu des forêts qui dominaient, au nord, Château-Gontier, une cité dont on retrouve les traces près de la Fauvellière, et qui était occupée par une peuplade celtique. Un autel druidique est élevé, à quelque distance, au lieu nommé le champ des Bordes, et dépend d'une ferme (la Haute-Cadeurie). Pour les enfans ou les insoucians, ce n'est qu'une grosse pierre, mais pour quiconque a erré au milieu des pierres levées de Karnack, des dolmens de Look-Mariaker, la vue de l'autel du champ des Bordes, aux Morillons, rappelle les mystérieuses cérémonies des habitans de l'Armorique. La situation du dolmen réunissait toutes les conditions recherchées par les druides. Il était placé vers l'Orient, à l'extrémité d'une colline qui domine la Mayenne et ses rives, et au sommet de laquelle on n'arrive que par des gorges étroites ou par des sentiers escarpés.

Le dolmen est composé de roches de quartz granitique dont on ne trouve pas de traces dans le sol voisin. Ce quartz est jaunâtre, granuleux, mélangé de sable et de mica, la surface extérieure de la roche s'est durcie à l'air, à l'intérieur on l'égraine assez facilement.

Le bloc qui compose la table du domen a la forme d'un œuf aplati. Le périmètre, ou tour, est de *dix mètres quatre-vingts centimètres*, la largeur, de *deux mètres vingt-cinq centimètres;* l'épaisseur, vers le milieu, de *quatre-vingt-huit centimètres*, et de *quarante-trois centimètres* sur les bords.

Cette table est supportée, à l'extrémité occidentale, par deux blocs, l'un, au sud, est large de 1^{m}50, et s'élève au-dessus du sol, de 0^{m}80, il est incliné en avant. Le bloc nord, parallèle à celui-ci, est large de 1^{m}40. Enfin, la roche qui servait de pied à l'extrémité orientale de la table a glissé en avant, elle est entièrement renversée.

Pour faciliter l'ensemencement et la récolte des champs où

ce dolmen est placé, on a formé une haie qui l'enveloppe, et c'est au milieu des ronces et des épines que l'on parvient, avec peine, à le mesurer. Nous ne doutons pas que des fouilles, conduites avec soin, fassent découvrir, près de ce dolmen et dans les champs voisins, des objets ayant servi au culte druidique.

A peu de distance de ce dolmen, et en suivant les bords de la Mayenne, on visite un souterrain voûté assez profond et taillé par la main des hommes. A diverses époques il a servi de lieu de refuge.

Le *château de Saint-Ouen*, situé dans la commune de Chemazé, à six kilomètres de Château-Gontier, à droite de la nouvelle route de Segré, est un monument très-curieux de l'architecture du xve siècle. On l'attribue à la reine Anne de Bretagne, qui en aurait fait don à *Guy Leclerc*, abbé de la Roë. Cette construction, restée inachevée, avait été conçue sur de vastes proportions; on doit regretter, non seulement cet arrêt de développement, mais les mutilations qu'elle a subies sous ses différens propriétaires. S'il se rencontrait un jour un ami des arts, dont la fortune lui permît de restaurer et d'achever le château de Saint-Ouen, il découvrirait sans doute quelques grâcieuses sculptures sous les épaisses couches de badigeon que l'on a accumulées sur ses murs. On consultera utilement une notice * rédigée, avec verve et esprit, par M. Edouard TROUESSART.

Le château de Saint-Ouen est un but de premenade pour les étrangers, qui sont accueillis avec cordialité par les propriétaires actuels.

Le château de la *Rongère*, bâti dans le siècle dernier, est une habitation seigneuriale dont les jardins bordent la Mayenne.

* Le Château de Saint-Ouen et les Moines de la Roë, in-8°, 1848, Delaplace, à Château-Gontier.

Celle-ci est traversée, au-dessous du château, par le pont de la Valette, qui sert de communication à la route stratégique de Cossé-le-Vivien à Evron.

Canton de Craon.

La ville de *Craon* est maintenant en communication avec Nantes, Laval, Château-Gontier, la Guerche, Champtocé, par de bonnes routes. Placée autrefois à l'extrémité de l'Anjou, elle était un des points stratégiques les plus importans pour sa défense. Le château fort avait été construit en 846 ; il fut occupé, pendant les xe et xie siècles, par la même famille qui porta le nom de Craon. On connaît, dans l'histoire, l'attentat commis sur le connétable de Clisson, par Pierre de Craon, la guerre que fit à cette occasion le roi Charles VI, contre le duc de Bretagne, la démence de ce roi, et la domination des Anglais dans les provinces du Maine et de l'Anjou.

Sur les ruines de la vieille forteresse, M. de la Forêt d'Armaillé a construit un château moderne, occupé actuellement par Mme la marquise de Champagné.

Cette ville, dont la population est d'environ 4,000 âmes, fait de grands efforts pour ses embellissemens. On construit une église, calquée sur le plan de Saint-Séverin, à Paris. Des halles élégantes viennent d'être achevées. Tous les ans, au mois de septembre, des courses de chevaux attirent, pendant deux jours, les populations de dix lieues à la ronde.

Le château de Mortiécrolles, situé dans la commune de Saint-Quentin, à seize kilomètres de Château-Gontier, était le chef-lieu d'une ancienne baronie appartenant à la famille de Rohan. Il est maintenant en ruine ; on ne distingue que des débris d'une chapelle, d'architecture mauresque. Un couvent de cordeliers avait été établi en 1489, près de là, dans la maison des Anges, il a servi de lieu de réclusion.

Canton de Saint-Aignan-sur-Roë.

Nous devons citer, comme présentant de l'intérêt par les

souvenirs historiques qui s'y rattachent, la commune de la Roë, qui possédait, au dernier siècle, une abbaye de l'ordre de saint Augustin, chanoines réguliers et génovéfains. Elle fut fondée en 1096 par le baron Renaut de Craon, qui lui légua tous ses biens. Les premiers religieux furent amenés par Robert d'Arbrisselles, célèbre fondateur de l'abbaye de Fontevrault. C'est ce prédicateur si admiré, dit-on, que, les églises n'étant plus assez vastes pour contenir la foule de ses auditeurs, il fut contraint de prêcher en plein vent; le premier, il osa proclamer, non seulement l'égalité, mais la suprématie de la femme; ses disciples devaient s'appeler les *Pauvres de J.-C.*, et obéir aux femmes qui en étaient les servantes.

La notice de M. E. Trouessart contient des détails intéressans sur l'histoire des moines et de l'abbaye de la Roë, qui était renommée pour son opulence.

L'église a été conservée et sert de paroisse.

Les carrières d'ardoise de Renazé occupent cent cinquante ouvriers environ.

Canton de Bierné.

Les antiquités sont rares dans ce canton. Le château de l'Ecoublère, qui a appartenu aux marquis de Duguesclin, est le seul type des anciennes demeures féodales. Les fossés, le pont levis, et les tours rondes percées de créneaux et de meurtrières, sont assez bien conservés.

Près de Bierné, le château de la Barre a été possédé par Henri IV.

C'est près le bourg de Saint-Laurent-des-Mortiers, que l'on trouve un dépôt de calcaire-coquilles marin.

Canton de Cossé-le-Vivien.

Il contient onze communes, dont les produits agricoles sont la richesse. A l'exception d'une belle habitation particulière, à Cuillé, on ne peut rien citer qui mérite l'attention des étrangers.

Lieux à visiter dans le département de la Mayenne.

Dans l'arrondissement de Mayenne, et à un myriamètre de cette ville, on va visiter le bourg de Jublains, qui a été autrefois une cité gauloise. Les Romains, en occupant le pays des Diablintes, formèrent un camp entouré de murs, dont la position militaire permettait de défendre les provinces conquises, ou de faire des incursions dans l'Armorique.

Près de Laval, à quatre kilomètres, on ne manque pas de visiter *la chaire de Saint-Berthevin.* M. A. de Serrière en donne la description suivante : « En descendant du bourg de Saint-
» Berthevin, le long de la rivière, on arrive, au travers d'une
» masse de roches de quartz-calcaire, au moulin de la Roche ;
» sur le pont qui y conduit on a devant soi un roc élevé de
» treize mètres, sur une largeur de plus de soixante-dix, coupé
» presque à pic, et dominant le moulin. Cette masse énorme,
» sillonnée verticalement dans le milieu, présente un enfon-
» cement en forme de voûte d'ogive et une espèce de table ;
» c'est cette niche que l'on nomme la *Chaire de S.-Berthevin.*
» Un petit autel y a été placé ; on descend par une pente ra-
» pide sur la plate-forme où il est élevé. »

La papeterie de Sainte-Appollonie, sur la Mayenne, à un kilomètre du bourg d'Entrammes, est un but de promenade fort agréable. L'eau bouillonne à travers un lit de rochers, et fournit des flots d'écume sous les palettes des roues qui font mouvoir les machines.

A quelques pas, sur la rive gauche, est situé le Port-Ringeard, dit le Port-du-Salut, où est construite *l'abbaye de la Trappe.* La fondation de ce prieuré date du XIIIe siècle ; l'entrée principale est ornée de deux statues, en plâtre, de saint Benoit et saint Bernard. Dans un enfoncement à droite, à côté de la porte qui mène à la salle des hôtes, celle réservée aux religieux, est surmontée de l'inscription : *In nidulo meo moriar,* Je mourrai dans mon petit nid.

La salle des hôtes est une chambre assez grande, avec une seule fenêtre donnant sur la cour ; elle est tapissée de gravures sacrées et de sentences morales. Un petit couloir conduit à la tribune de la chapelle. Les cellules, la salle du chapitre, le réfectoire sont tenus avec propreté. Cette abbaye renferme cinquante à soixante religieux.

Agriculture.— Commerce. — Hygiène.

L'agriculture est la richesse du pays ; des progrès remarquables ont été obtenus depuis vingt ans. La facilité des communications a transformé les modes de transport ; chaque fermier possède maintenant une carriole, des chevaux ; on abandonne l'usage des charrois, des labours avec les bœufs, et on leur substitue l'emploi des chevaux, plus rapide, plus économique.

L'élève des bestiaux est un des produits importans. Des hommes instruits, des propriétaires intelligens se sont réunis en comice, ils ont donné l'impulsion du progrès, en introduisant les races anglaises qui, par leur croisement avec la race mancelle, fournissent des élèves très-recherchés par les herbagers de Normandie et de la Vendée. Les anciens préjugés ont encore leurs partisans, mais ils s'affaiblissent incessamment, et dans quelques années l'arrondissement de Château-Gontier pourra, à bon droit, être considéré comme l'un des meilleurs producteurs de bestiaux.

Le commerce des grains n'est pas établi comme il devrait l'être ; l'activité et l'esprit commercial des habitans de Sablé attirent, dans cette ville, l'entrepôt des grains qui serait naturellement placé à Château-Gontier. Les travaux de canalisation de la Mayenne en facilitant les transports pour joindre les chemins de fer, décideront, il faut l'espérer, les capitalistes à employer leurs fonds dans ce commerce si important pour l'arrondissement.

Il est intéressant de voir quels ont été les prix des grains, dans le département de la Mayenne, pendant une période d'un siècle. M. Defermon, sous-préfet de Château-Gontier, a dressé un tableau statistique, commençant en 1748, jusqu'en 1846. Il en résulte que la moyenne générale a été de 16 francs l'hectolitre. Le prix le plus élevé a été, en 1817, de 38 francs 72 centimes; le moins élevé, de 8 francs 10 centimes, en 1750.

Conditions hygiéniques.

Dans un fort bon mémoire, sur les conditions hygiéniques de l'arrondissement de Château-Gontier, * M. le docteur *Tertrais* a exposé, avec beaucoup de clarté, les améliorations apportées depuis quelques années dans le genre de vie des habitans, et il a signalé les nombreux inconvéniens qui résultent encore de la mauvaise situation des maisons, de l'étroitesse des ouvertures, du voisinage trop immédiat des tas de fumiers.

« Le mode de couchage est vicieux, on se sert de lits de plumes, appelés *couattes*, qui développent la température de la peau, excitent des sueurs, et exhalent une odeur fétide. Lorsque pendant la nuit un besoin naturel doit être satisfait, les gens *vont hors*, comme ils disent, ils sont saisis par le froid, et sont fréquemment atteints de douleurs rhumatismales, d'affections aiguës de poitrine, pour s'être exposés à un brusque changement de température.

» Un grand nombre de maladies résulte de la mauvaise alimentation : le pain est mal levé, mal cuit, trop desséché; le lard salé et quelques légumes servent à faire la soupe; des fruits complètent ces repas insuffisans. Généralement on ne consomme que le cidre de qualité inférieure, le meilleur est vendu; pendant les premiers mois, cette boisson est passable,

* Inséré dans les Annales d'hygiène et de médecine légale, tome 45, page 82.

mais bientôt elle aigrit et acquiert une saveur désagréable.

» Jamais on ne fait usage de viande de boucherie et de volaille, hors le cas de maladie, de noce ou de la *mesurée.*

» Les paysans en bonne santé ne prennent jamais de bains; ils ont la peau malpropre; les femmes, vêtues avec une certaine recherche, sont sales sur elles-mêmes, ne se lavent pas, et négligent les soins de propreté indispensables après chaque époque de règles. Nous en avons vues qui avaient été atteintes d'érythême érésypilateux pendant le tems du battage des grains, la poussière s'attachant aux parties génitales, avait déterminé des accidens que de simples lavages auraient prévenus.

» La vie commune entre les garçons de fermes et les filles, facilite des relations intimes dont les résultats accroissent le nombre des enfans trouvés, qui est plus considérable pour les campagnes, que dans les villes et les bourgs.

» Les habitudes d'ivrognerie, de jeu et de la pipe, ont fait des progrès notables, surtout chez les garçons de fermes, des mesures répressives deviendront nécessaires. »

Pour achever cette esquisse, nous citerons le dernier paragraphe du mémoire de M. le docteur Tertrais. Le tableau moral qu'il a tracé, des gens de campagne, est d'une vérité parfaite.

« Le laboureur de nos pays est de taille moyenne; il fournit au recrutement des hommes pour presque toutes les armes; sa force n'a rien de remarquable; elle est susceptible d'augmenter. Son caractère dominant est la tenacité; il est énergique, courageux, et fait un brave soldat. Habitué à l'obéissance, il est facilement disciplinable. Il est économe, parcimonieux, et cependant disposé à rendre service à son semblable, pourvu qu'il ne soit pas obligé de contribuer de sa bourse; dur pour lui-même, il est sévère pour les autres. Il est défiant, fin, rusé en affaires; dans un marché il cherchera à se défaire d'une marchandise avariée, sans en prévenir l'acheteur; il croit que cette fraude lui est permise, car il est généralement honnête homme. »

L'aspect général du pays est accidenté, et offre une grande quantité d'arbres, une végétation abondante. Le sol est humide et parcouru par de nombreux ruisseaux; aussi, observe-t-on une très-grande quantité de fièvres intermittentes à types variés. Les maladies n'ont pas de caractère spécial, on en remarque de toutes sortes. Depuis longues années il n'y a pas eu, dans l'arrondissement, de maladies endémiques ou épidémiques. Le choléra ne s'est fixé dans aucune localité, et la ville de Château-Gontier n'en a pas offert de cas à l'une ou l'autre époque d'invasion.

Jusqu'à ces derniers tems, Château-Gontier était isolé des grandes villes voisines, par le mauvais état des voies de communication; la nature spéciale de son commerce de toiles, retenait les habitans dans les villes et les bourgs; l'agriculture, avec son mode parcellaire, disséminait les paysans dans la campagne. Sous l'influence de ces causes, il y a un retard notable dans le développement intellectuel et dans l'activité commerciale des habitans. Si quelques hommes se sont élevés au-dessus de leurs compatriotes, ils en sont redevables aux circonstances qui les ont entraînés hors du pays.

Tel a été Charles Loyson, né à Château-Gontier, en 1791, qui fut successivement élève, puis répétiteur à l'école normale, et professeur d'humanités à l'un des lycées de Paris. Il a laissé des poésies élégiaques qui ne manquent pas de mérite, et il a décrit les sites pittoresques de Château-Gontier avec goût et naturel. Je citerai les strophes suivantes :

Salut, fleuve charmant! salut, belles prairies
Qui prêtez à son cours vos bordures fleuries!
Salut, digue bruyante, et toi triple moulin,
Dont cent fois sur ce bord le murmure lointain

Vint troubler ou nourrir mes douces rêveries!
Qu'avec plaisir je vois sortir des flots grondans
Ces écluses toujours par l'écume blanchies,
Que si souvent jadis, dans mes jeux imprudens,
D'un pas audacieux en tremblant j'ai franchies.
Enfoncez-vous, vallons, côteaux élevez-vous;
Noirs rochers, vers les cieux dressez vos fronts stériles;
Vergers, couronnez-vous de ces pommiers fertiles,
Qui font sous nos pressoirs couler un jus si doux,
Que le dieu des raisins lui-même en est jaloux.

. . . .

Pour moi, j'irai rêver sur ce vieux Bout-du-Monde,
Superbe promenoir de nos simples aïeux,
Qui, depuis deux cents ans suspend au bord de l'onde
Ces beaux tilleuls plantés sur son roc sourcilleux.
Là, les yeux attachés aux riches perspectives
Qu'offre de tous côtés un immense horizon,
Je verrai ces côteaux couronnés de gazon,
Ces longs radeaux flottans, ces barques fugitives,
Et ces tapis de lin blanchissant sur les rives.

Charles Loyson se livra aussi à la polémique politique et prit rang parmi les écrivains de la presse. Il mourut à Paris en 1820. M. Cousin, ancien collègue, à l'école normale, du jeune poète, prononça un discours funèbre sur la tombe de son ami.

Un avenir brillant s'ouvrait devant Félix-Jacques-Joseph Rigot, professeur à l'école vétérinaire d'Alfort, et que des travaux remarquables, sur l'anatomie comparée, avaient placé au premier rang de ses collègues. Une imagination ardente, et des études excessives, ont épuisé rapidement cette organisation éminemment disposée pour les études anatomiques.

Né à Château-Gontier, le 28 avril 1803, Rigot succomba le 17 janvier 1847 à une maladie longue et cruelle.

AVIS.

Les malades trouvent, à l'établissement, des appartemens meublés d'une manière confortable, et qui leur permettent de suivre le traitement sans sortir.

De nombreux hôtels, fort bien tenus, offrent toutes les ressources de la vie à bon marché. (Hôtels de l'**Europe**, de l'**Etoile**, de l'**Ouest**, du **Dauphin**, de la **Croix-Verte**, des **Trois-Marchands.**)

Les entreprises de voitures publiques de MM. *Bertin*, frères, *Rivier et Compagnie*, *Bodinier*, ont chaque jour plusieurs départs pour Angers, Laval, Rennes, Craon, La Guerche, Sablé, La Flèche, Le Mans. — Location de voitures et de chevaux, chez MM. *Trottier*, *Jouette*.

Pour tous les renseignemens, expéditions d'eau minérale et des pastilles crénatées, écrire franc de port, au Directeur de l'Etablissement thermal de Château-Gontier.

CHATEAU-GONTIER. — IMP. DE DELAPLACE.

ETABLISSEMENT THERMAL

ET

Des Eaux Minérales naturelles

DE CHATEAU-GONTIER (Mayenne).

TARIF.

BAIN d'eau simple.	50 c.
— par abonnement de six cartes .	45
— — de douze cartes.	40

On est libre d'apporter le linge, qui sera chauffé au prix de 10 cent.
Chacun prend la quantité de linge qui lui convient.

PRIX DU LINGE.

Un Peignoir.	10 c.
Un Fond de bain	10
Une Serviette	05
Un Sac de son	30
Gélatine.	75

Aucune rétribution ne doit être demandée par les Employés, mais ils peuvent recevoir ce qui leur est offert.

		ABONNEMENT DE	
	1 Carte.	6 Cartes.	12 Cartes.
Bain de Vapeurs.	f. 3 »	f. 2 25	f. 2 »
Douche chaude ou froide, Fumigation en boîte.	2 »	1 75	1 50
Bain de Barège	2 »	1 50	1 25
Bain d'eau minérale.	1 50	1 25	1 »

Bains médicinaux, le prix varie selon leur nature.
Le prix du linge et du lit de repos sont compris.

Eau minérale puisée aux sources:

Un litre : 10 centimes. — Trente litres : 2 francs 75 centimes.

Pastilles ferrugineuses préparées avec l'extrait de l'eau minérale.

Grandes boîtes : 2 fr. — Demi-boîtes : 1 fr.

« On donne, dans cet établissement, tous les bains médicinaux mis en usage pour le traitement des *dartres* et autres *maladies de la peau*; des *rhumatismes*, *douleurs arthritiques*, *paralysies*, *maladies nerveuses*, *affections scrofuleuses*, et dans les *maladies des femmes* et des *enfans*.

Logemens meublés.

Chez **Germer-Baillère,** libraire-éditeur, rue de l'Ecole-de-Médecine, 17, à Paris; et chez **Delaplace,** à Château-Gontier.

Ouvrages du même Auteur:

Manuel pratique de Médecine légale. 1 vol. grand in-8°. . . . . 3 f. 50

Mémoire sur la police des cimetières, in-8° . . . . 1 »

La Nymphomanie *peut-elle être une cause d'interdiction, ou les faits qui tendraient à l'établir sont-ils pertinens?* — Examen médico-légal de cette question, in-8°, 1836. . . . . 1 »

Examen microscopique du Sperme desséché sur le linge ou sur les tissus de nature et de coloration diverses (Mémoire qui a obtenu la médaille d'or du prix de médecine légale proposé pour l'année 1839, par la société des *Annales d'hygiène et de médecine légale*), in-8° avec planche gravée, 1839 . . . . 2 »

Mémoire sur la topographie médicale du *quatrième* arrondissement de Paris. Recherches historiques et statistiques sur les conditions hygiéniques qui composent cet arrondissement, 1842, in-8°, avec 3 cartes . . . 3 »

Mémoire sur la topographie médicale des *dixième, onzième et douzième* arrondissemens de Paris, 1843, in-8°, avec 5 cartes . . 4 »

Appréciation médico-légale de l'action de l'Ether et du Chloroforme, 1849, in-8°. . . . . 1 »

www.ingramcontent.com/pod-product-compliance
Ingram Content Group UK Ltd.
Pitfield, Milton Keynes, MK11 3LW, UK
UKHW020330220726
13923UKWH00003B/1480

9 782019 323622